NEKO YOGA

냥이에게 배우는
안방 요가

후카보리 마유미 감수　　사이쇼 아야코 그림　　이정환 옮김

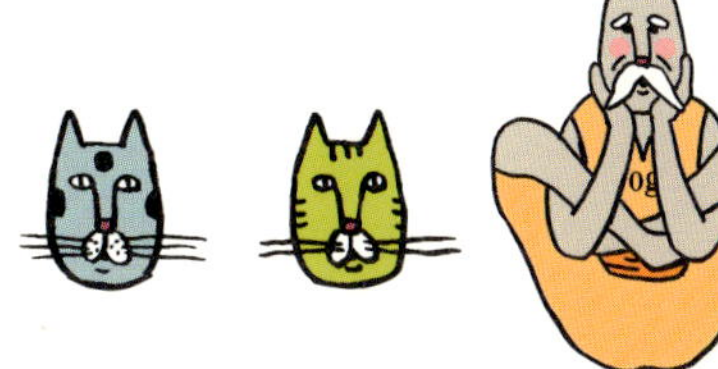
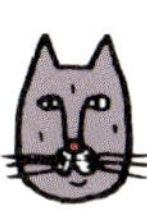
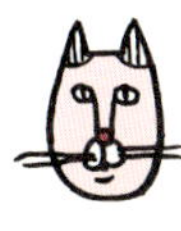

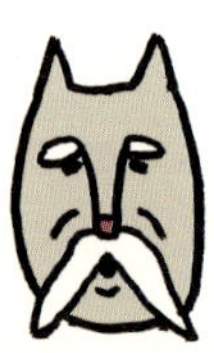

NEKO YOGA

머 리 말

이 책에 등장하는 고양이들은 무슨 일이 있으면 자기도 모르게 초조해지거나,

매사에 의욕이 없거나, 사람들 앞에서 지나치게 긴장하거나, 늘 어깨가 뭉친,

우리 주변에서 흔히 볼 수 있는 정겨운 고양이들이다.

어쩌면 이 중에 독자 여러분을 닮은 고양이가 있을지도 모르겠다.

가볍게 놀이하듯 이 고양이들의 요가를 따라 해 보자.

각각의 고양이가 소개하는 자세는 여러분도 쉽게 따라 할 수 있는

정확한 요가 자세다.

자신의 페이스에 맞추어 몸의 목소리를 들으면서…

요가를 지속하다 보면 여러분의 몸과 마음이 한결 편해질 것이다.

후카보리 마유미

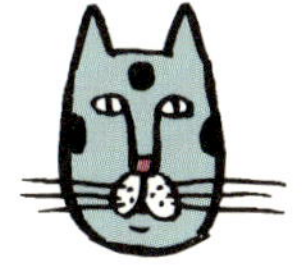 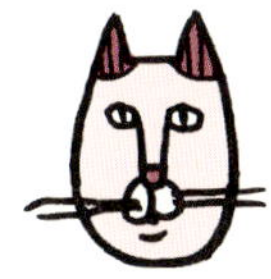 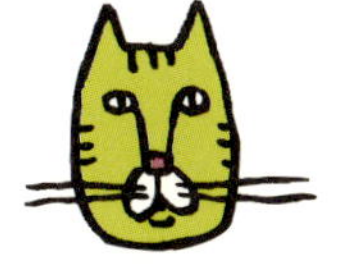 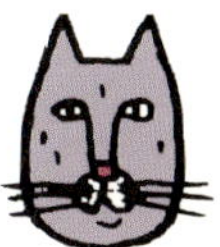

나는 어떤 고양이 타입일까?

체크 항목이 가장 많은 고양이의 요가부터 스타트!

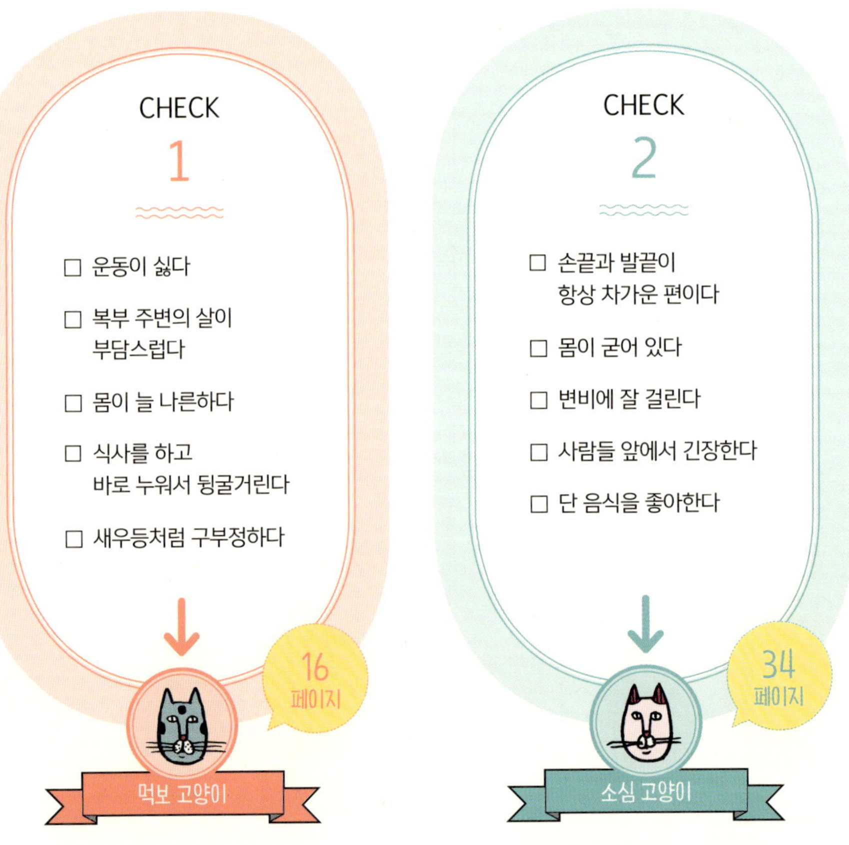

CHECK
3

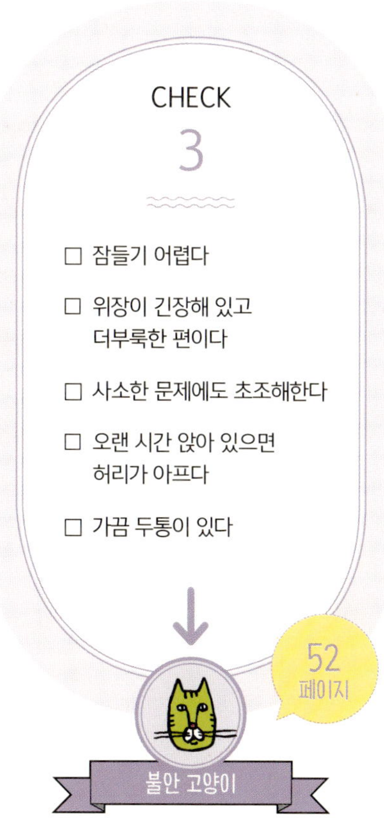

- ☐ 잠들기 어렵다
- ☐ 위장이 긴장해 있고 더부룩한 편이다
- ☐ 사소한 문제에도 초조해한다
- ☐ 오랜 시간 앉아 있으면 허리가 아프다
- ☐ 가끔 두통이 있다

CHECK
4

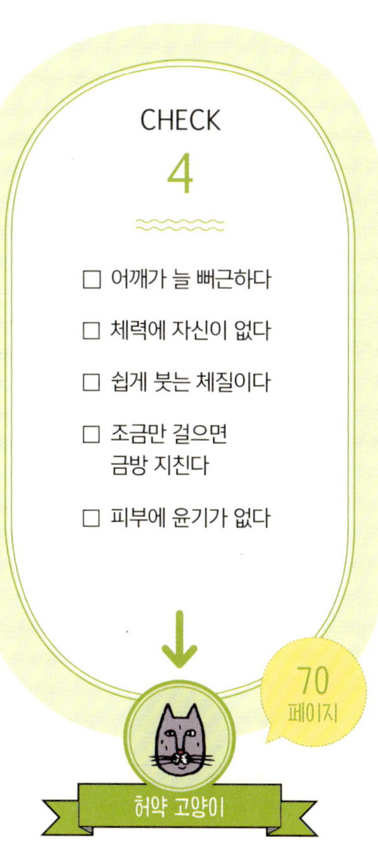

- ☐ 어깨가 늘 뻐근하다
- ☐ 체력에 자신이 없다
- ☐ 쉽게 붓는 체질이다
- ☐ 조금만 걸으면 금방 지친다
- ☐ 피부에 윤기가 없다

차례

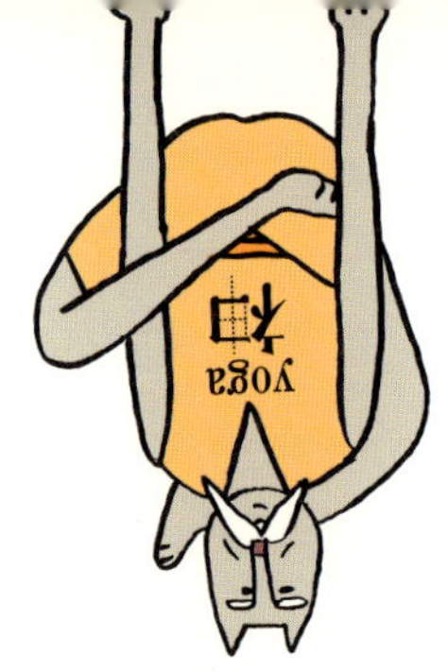

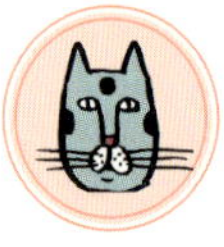

먹보 고양이 ……… 016

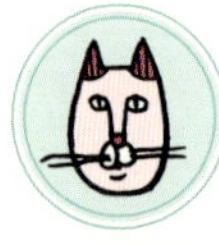

소심 고양이 ……… 034

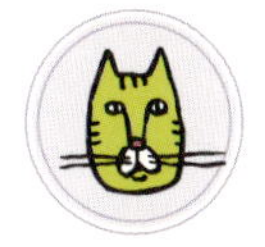

불안 고양이

허약 고양이

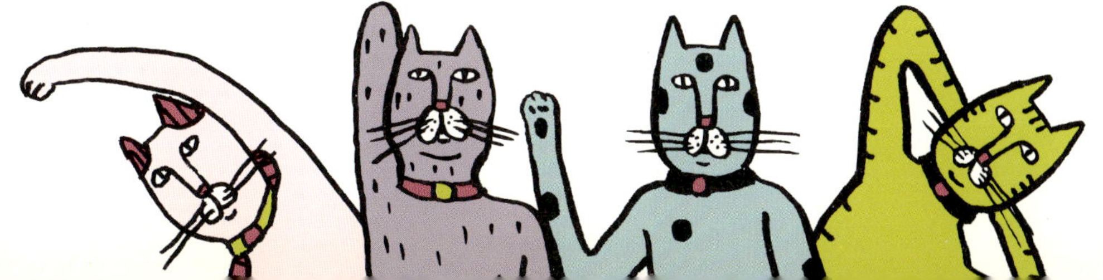

요가를 시작하기 전에

요가를 즐기려면 몸을 올바르게 사용해야 합니다.
기본 동작을 마스터하면 부상을 예방할 수 있고, 운동 효과를 더 높일 수 있습니다.
우선 마음을 안정시키고 현재 자신의 상태를 느껴 봅시다.
자, 준비가 되었으면 서는 자세, 앉는 자세, 호흡법을 먼저 소개하겠습니다.

기본 서는 자세

【산 자세】

두 발로 땅을 밟고 머리를 하늘로 향하게 하여 똑바
로 서는 자세다. 두 발을 모으거나 허리 폭 정도로 벌
린다. 몸의 중심을 세로로 관통하는 정중앙선과 중
심선(신체를 옆에서 본 라인), 균형 감각을 기르는
데에 매우 좋은 자세다. 불필요한 힘은 빼고 발바닥
으로 버티고 서 있다는 느낌으로 지구와의 일체감을
느낀다.

【몸을 지탱하는 발바닥의 아치】

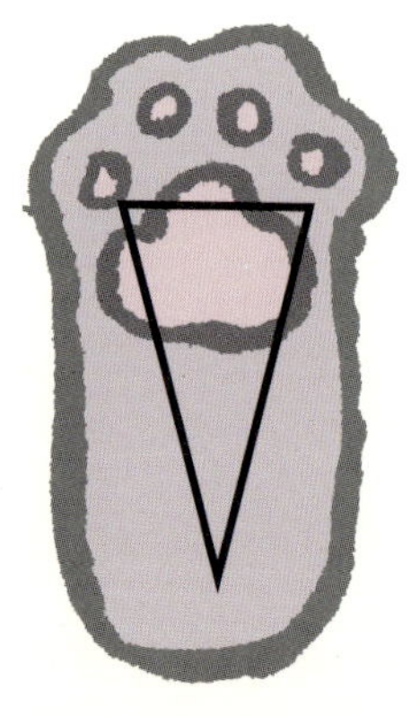

엄지발가락 뿌리, 새끼발가락 뿌리, 뒤꿈치 한가운데
이렇게 3군데의 점을 연결한 아치를 '3 포인트 아치'
라고 한다. 서는 자세의 토대가 되는 3 포인트를 의
식하면 안정감 있는 자세를 취할 수 있다.

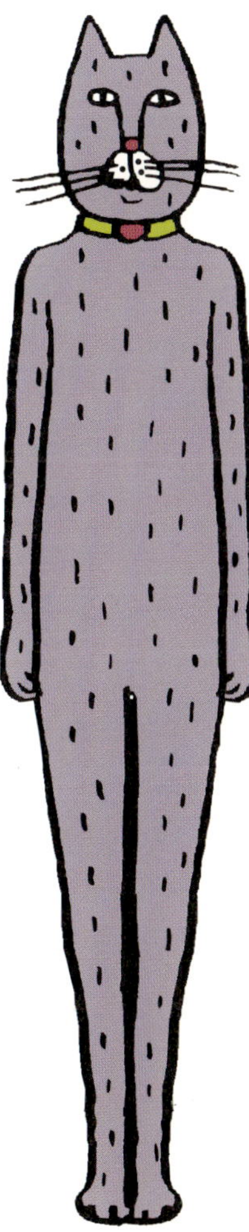

1. 숨을 내쉬면서 단전(배꼽 아래)에 중심을 만든다. 그대로 두 발바닥에 의식을 모은다.

2. 발바닥의 3 포인트, 즉 엄지발가락 뿌리 부분, 새끼발가락 뿌리 부분, 뒤꿈치 한가운데로 땅을 밟는다는 느낌을 가진다.

*두 발의 발가락을 지면에서 떼면 발바닥의 3 포인트를 기준으로 서기 쉽다.

3. 두 다리 안쪽 라인을 의식한다. 하늘에서 머리를 잡고 끌어올린다는 느낌으로, 골반의 중심에서 등뼈를 지탱하는 천골을 곧게 세우고 등줄기를 쭉 편다.

4. 머리는 곧게 유지하고, 양쪽 어깨를 뒤쪽으로 당겨 등 쪽의 견갑골을 모아 가슴을 펴고, 두 팔의 힘을 뺀다.

*상반신의 힘을 빼고 정중앙선, 중심선의 균형을 유지한다.

기본 앉는 자세

다리와 허리의 힘을 빼고
등줄기를 곧게 편 자세로 안정감 있게 앉기

요가 자세를 시작하거나 끝낼 때 앉는 방법(좌법)이 몇 가지 있습니다.
각 좌법을 실행하기 전에 천천히 다리를 벌리면서 호흡을 하면
고관절이 부드럽게 풀어져 편하게 좌법을 실행할 수 있습니다.

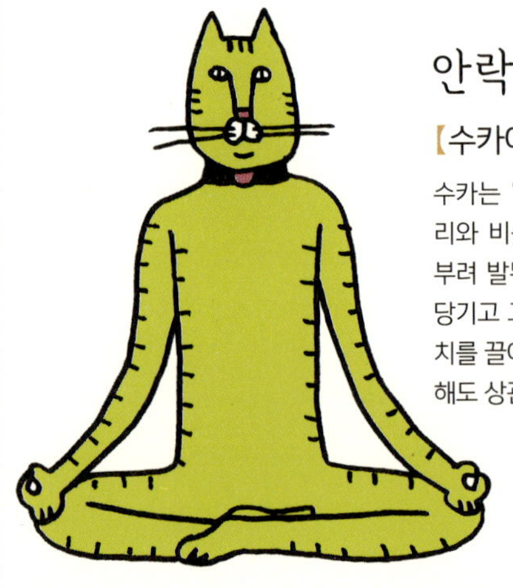

안락 자세

【 수카아사나 Sukasana 】

수카는 '편안하다'는 의미다. 책상다리와 비슷한 자세다. 한쪽 다리를 구부려 발뒤꿈치를 고관절 쪽으로 끌어당기고 그 앞에 반대쪽 다리의 발뒤꿈치를 끌어당긴다. 좌우 어느 쪽을 먼저 해도 상관없다.

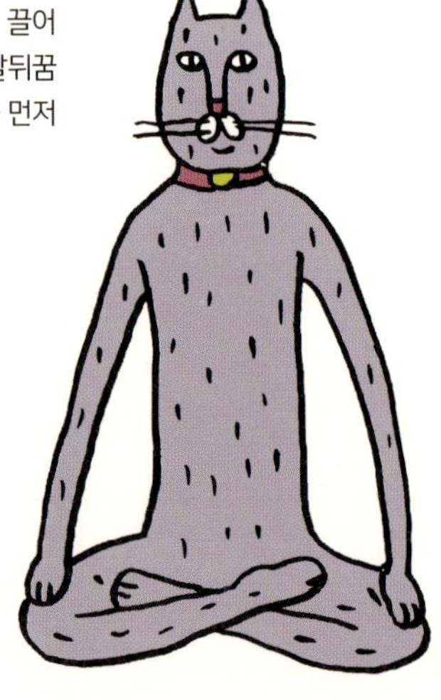

연꽃 자세

【 파드마아아사나 Padmasana 】

파드마는 '연꽃'이라는 의미다. 왼발을 오른쪽 허벅지 서혜부 근처에 두고 오른발을 왼쪽 허벅지 서혜부 근처에 둔다. 상체는 곧게 펴고 좌우의 좌골에 균형 있게 체중을 싣는다. 발은 좌우가 반대로 되어도 상관없다.

금강(金剛) 자세

【 바지라아사나 Vajirasana 】

바지라는 '다이아몬드(금강석)'라는 의미다. 양쪽 무릎을 가볍게 모아 꿇어앉는 자세로 두 발의 뒤꿈치 근처에 엉덩이를 대고 앉는다. 양쪽 발의 엄지발가락이 서로 겹치지 않도록 한다.

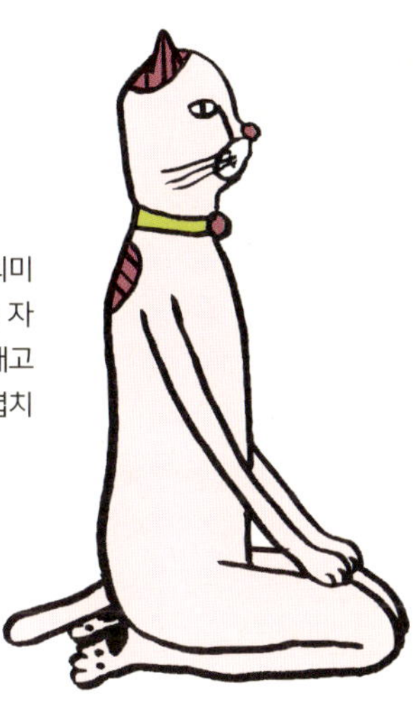

막대 자세

【 단다아사나 Dandasana 】

단다는 '막대'라는 의미다. 양쪽 다리를 모아 앞으로 길게 뻗고 엉덩이로 좌우의 균형을 잡는다. 두 다리의 안쪽 라인을 의식하면서 뒤꿈치를 세우고 발을 가지런히 모아 발등 쪽으로 당긴다.

＊편안하게 다리를 뻗고 앉는 자연스러운 자세도 있다.

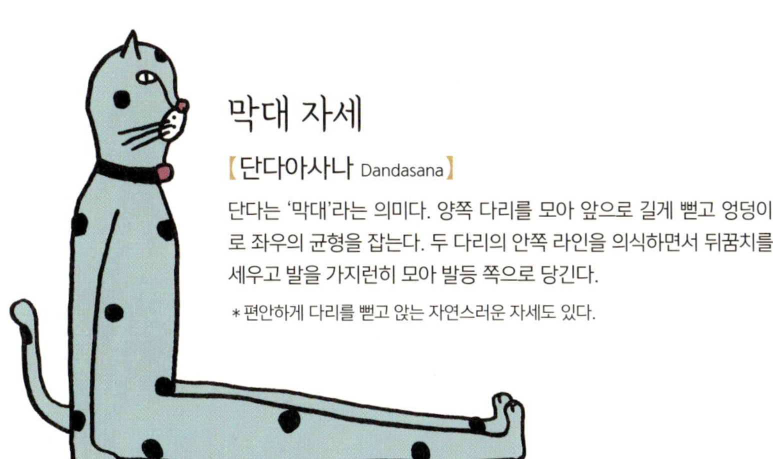

기본 호흡법

호흡으로 생명의 에너지를 흡수하기

평소에는 그다지 의식하지 않지만 요가에서는 '호흡'에
의식을 집중하는 행위가 매우 중요합니다. 요가의 토대가 되는 깊은 호흡은
전신의 에너지 순환을 도와주고 심신을 바람직한 상태로 이끌어 줍니다.
또한 이 호흡을 통하여 프라나(Prana)라고 하는 생명 에너지를 흡수합니다.

【단전 호흡법】

예부터 전해지고 있는 호흡법 중의 하나다. 숨을 내쉴 때에 항문을
조이면 배가 자연스럽게 위로 당겨진다. 이때 배가 가장 깊이 들어
가는 부위의 중심이 단전이다. 호흡을 할 때 뱉는 숨에서 단전에 중
심을 만들면서 실시하면 보다 깊은 호흡을 할 수 있다.

【요가의 효과를 높이는 호흡의 포인트】

요가에서는 명상, 자세 등에 따라 호흡 상태가 달라지는데, 중요한
것은 '현재의 자신'을 토대로 안정된 마음과 편안한 리듬으로 호흡
을 하는 것이다. 호흡을 통해서 몸과 마음의 연결을 의식한다. 기본
은 천천히 숨을 내쉬는 것이다. '내쉬는 숨→멈춤→들이마시는 숨
→멈춤'을 의식하면서 깊이 호흡한다.

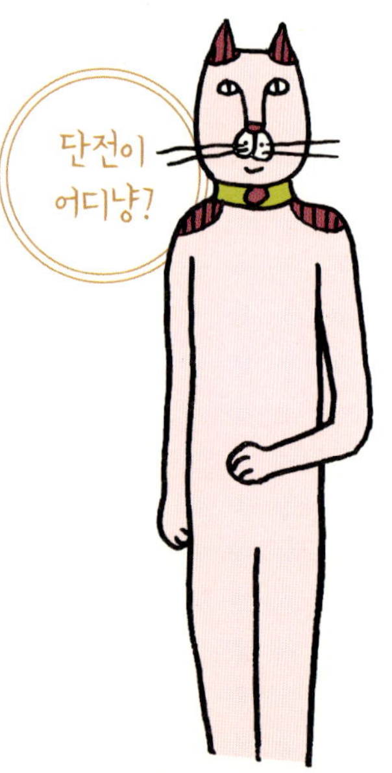

단전은 배꼽 9cm 아래 부위의 안
쪽 중심부다. 사람에 따라 위치가
약간씩 다르다.

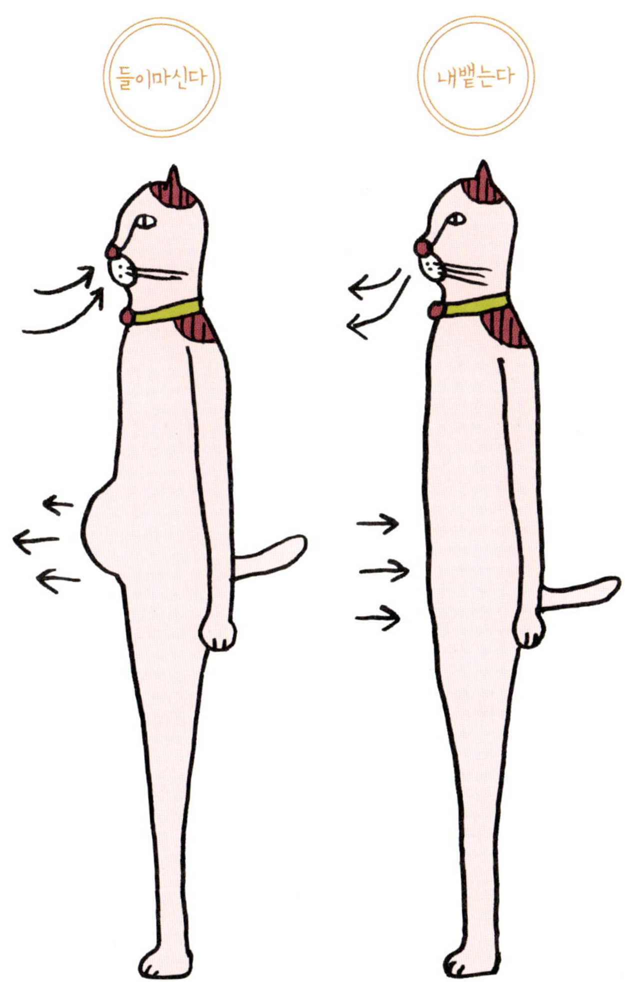

몸속의 숨을 모두 내쉬었다면 배, 단전, 항문의 힘을 빼고 코를 통하여 자연스럽게 숨을 들이마신다.

숨을 한껏 들이마셨으면 항문을 조이면서 배, 단전이 움푹 들어가도록 숨을 길게 내쉰다.

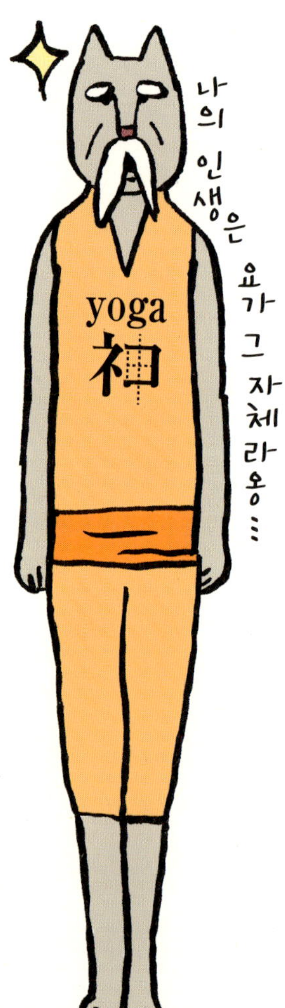

추정 나이 222세. 어떤 자세도 가
능한 전설의 요가 신. 요가를 통
하여 이런저런 문제를 끌어안고
있는 고양이들의 건강을 되찾아
주는 것이 가장 큰 기쁨. 허약 고
양이에게 개인적인 관심이 있음.

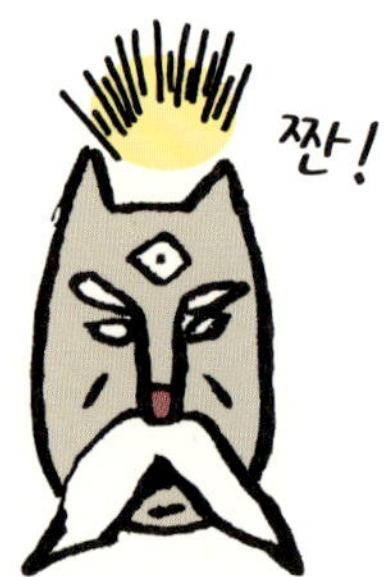

자세를 취했을 때, 가끔
차크라(chakra)가 열림.

약속 5가지

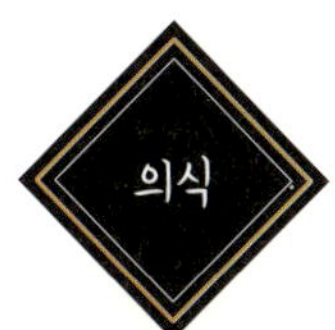

【자세에 의식을 집중시킨다】

요가의 묘미는 생명의 목소리에 귀를 기울이는 데에 있다. 깊이 있는 자신과의 대화를 위해 조용하고 안정된 장소에서 실시한다.

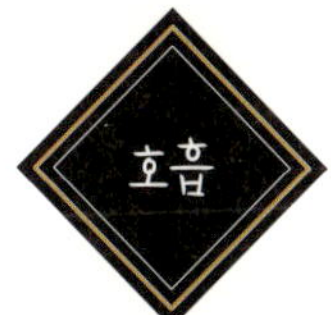

【자세를 취할 때에는 호흡도 중요하다】

호흡은 생명을 유지하는 토대다. 깊은 호흡으로 신체 구석구석까지 확실하게 에너지를 보낸다.

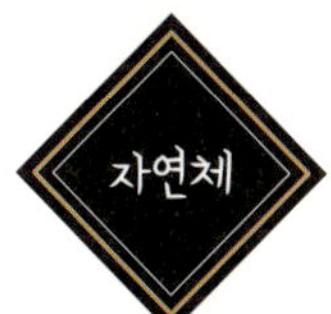

【자연체를 토대로 삼아 자신의 리듬으로 한다】

요가를 할 때 초조감은 금물이다. 갑작스러운 기의 흐름이나 반동은 신체를 손상시킨다. 형식에 얽매이지 말고 자신에게 편안한 자세를 찾아서 실시하는 것이 좋다.

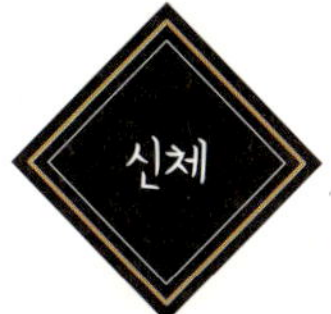

【몸의 중심을 의식하면서 실시한다】

단전이나 정중앙선, 중심선을 기준으로 삼아 골반이나 척추를 의식하면서 안전하게 자세를 취한다.

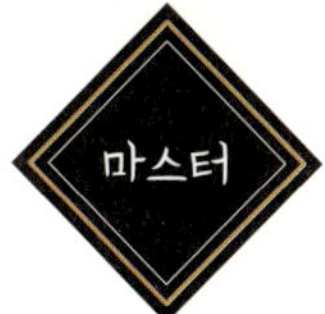

【어려운 자세는 무리하게 하지 않는다】

수행을 쌓은 고양이만 할 수 있는 어려운 자세는 요가 신의 지도를 받아야 한다. 무리해서 하지 말고 꼭 익숙해진 뒤에 시도한다.

❀ 언제까지 뚱보로 살 테냥? ❀

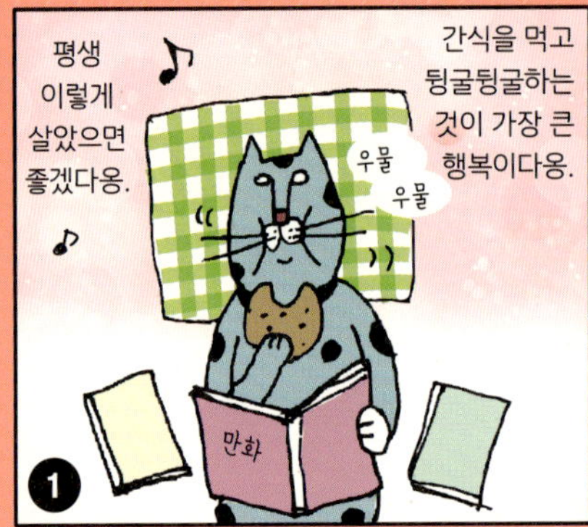

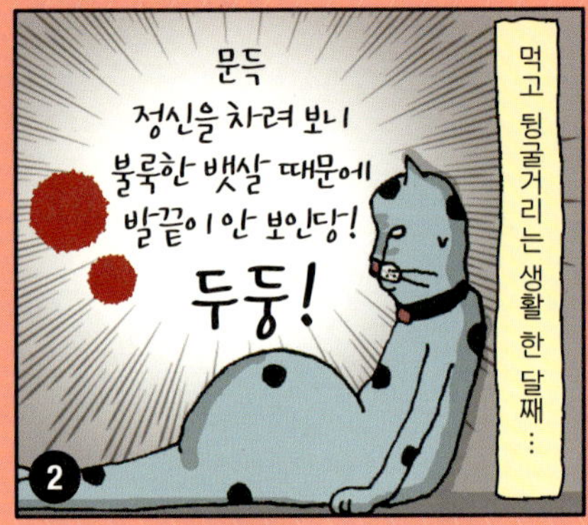

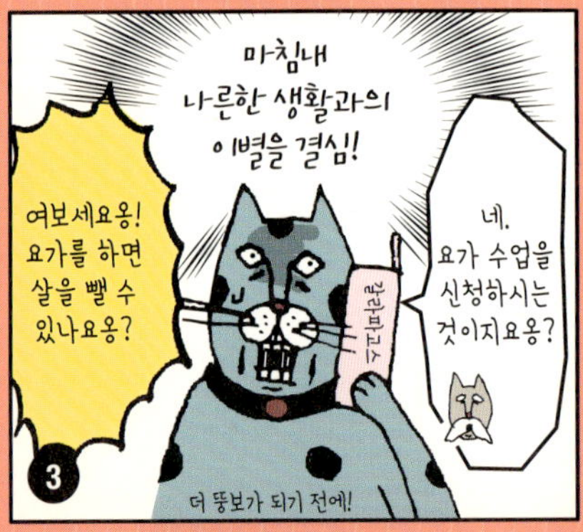

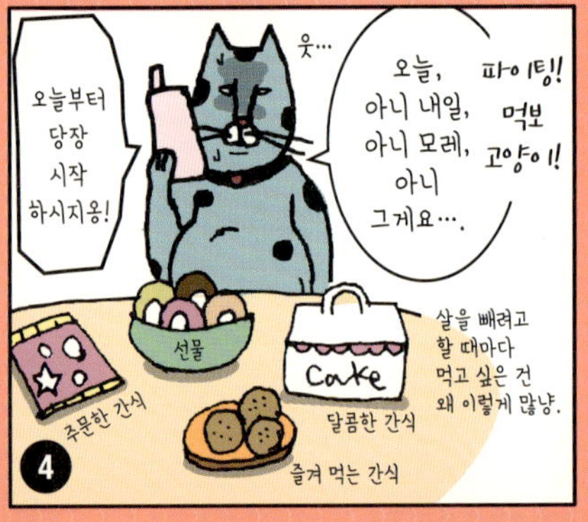

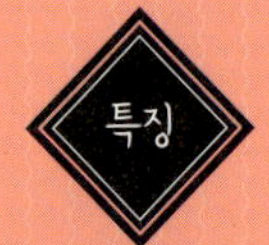

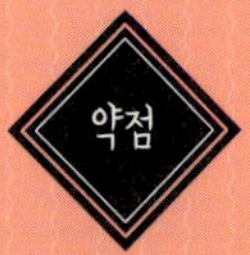

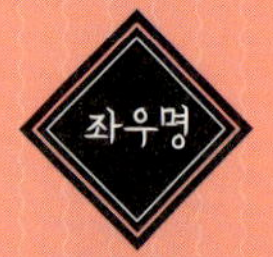

숙면을 취하지 못하고 일단 깼다가 다시 잠.

피로를 느끼는 운동을 싫어함.

행운은 누워서 기다리는 것이다!

먹보 고양이

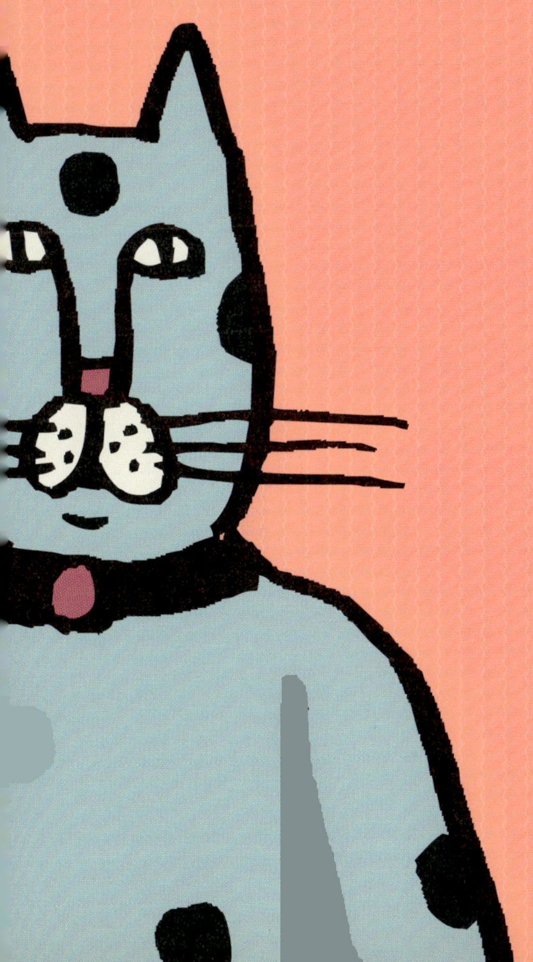

🐾 비만
🐾 운동을 싫어함
🐾 몸이 비뚤어져 있음
🐾 잘 먹고 뒹굴거리는 것을 좋아함

반달 자세

아르다 찬드라아사나 Ardha Chandrasana

허리의 피로, 하반신의 부종을 개선!

단전에 중심을 두고 상체를 기울여 자세를 취하는 방법으로 균형 감각을 기릅니다.
온몸을 길게 뻗어 늘여 주기 때문에 피로감이 풀리고 허리가 튼튼해집니다.
허벅지에 탄력을 주는 효과도 있습니다.

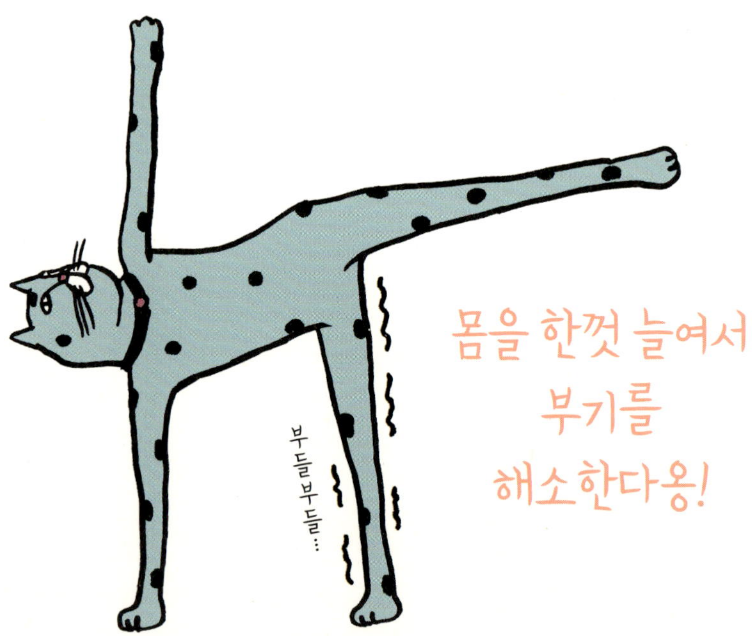

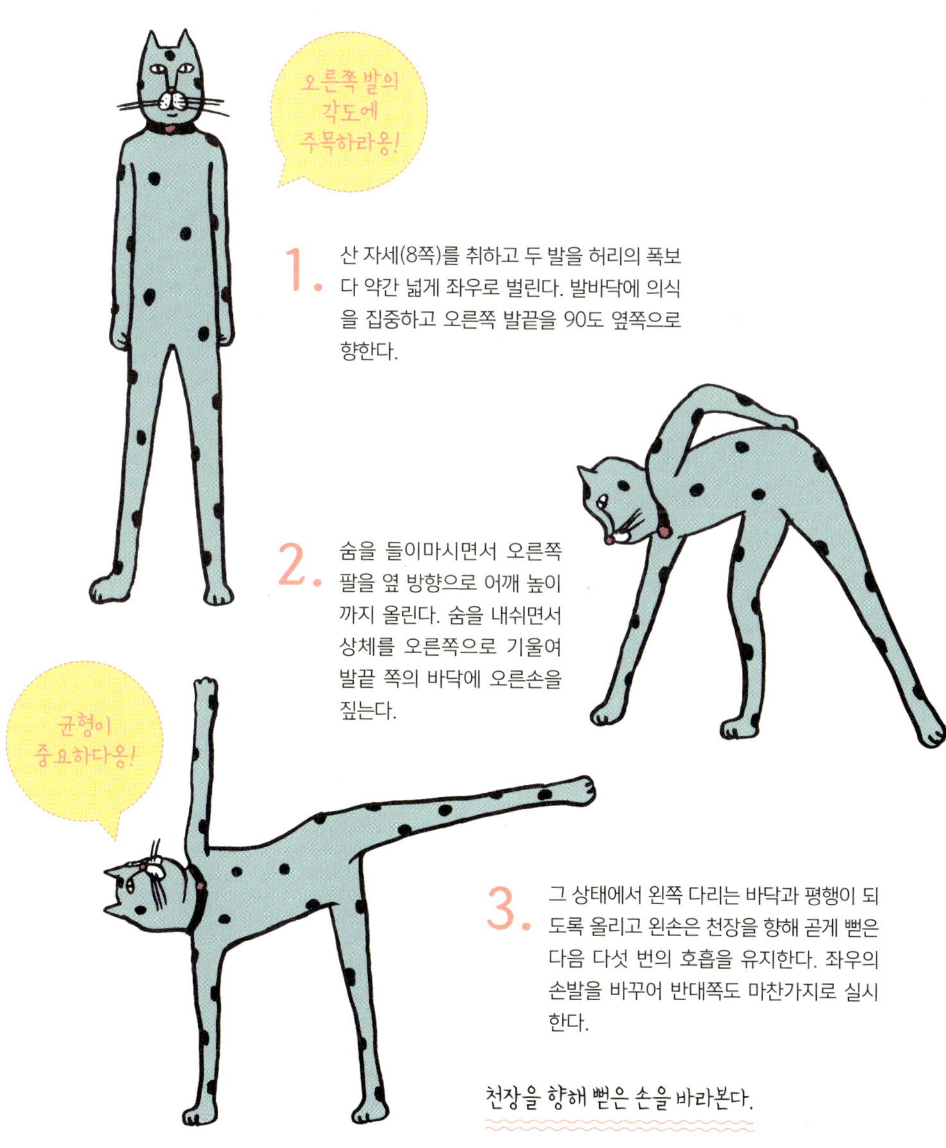

1. 산 자세(8쪽)를 취하고 두 발을 허리의 폭보다 약간 넓게 좌우로 벌린다. 발바닥에 의식을 집중하고 오른쪽 발끝을 90도 옆쪽으로 향한다.

2. 숨을 들이마시면서 오른쪽 팔을 옆 방향으로 어깨 높이까지 올린다. 숨을 내쉬면서 상체를 오른쪽으로 기울여 발끝 쪽의 바닥에 오른손을 짚는다.

3. 그 상태에서 왼쪽 다리는 바닥과 평행이 되도록 올리고 왼손은 천장을 향해 곧게 뻗은 다음 다섯 번의 호흡을 유지한다. 좌우의 손발을 바꾸어 반대쪽도 마찬가지로 실시한다.

천장을 향해 뻗은 손을 바라본다.

견상 자세

아도 무카 스바나아사나 Adho Mukha Svanasana

신체의 유연성 UP! 눈의 피로감 완화!

허벅지, 종아리, 어깨, 등의 결림 증상을 완화시켜 주고 전신의 유연성을 높여
상쾌함을 느끼게 해 주는 자세입니다. 머리를 아래로 향하면서 뇌로 향하는
혈류가 개선되기 때문에 눈의 피로나 스트레스 등을 완화시키는 효과도 있습니다.

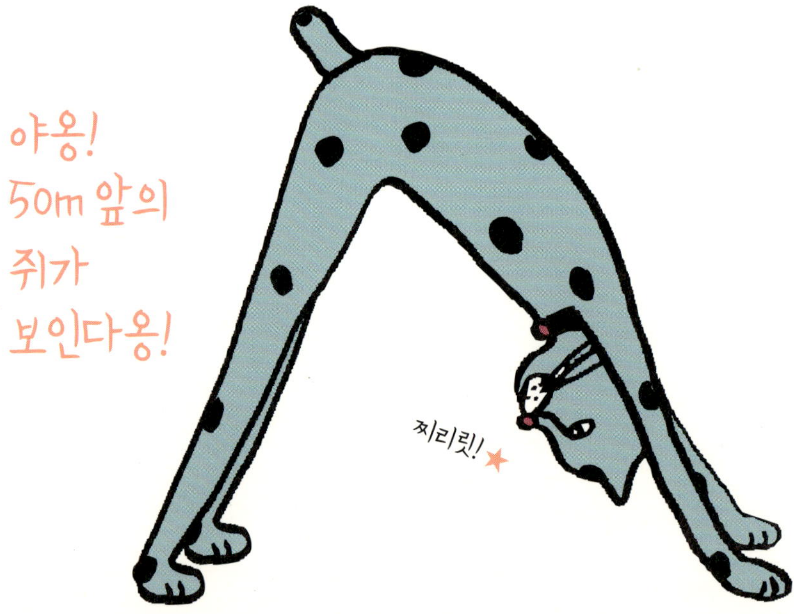

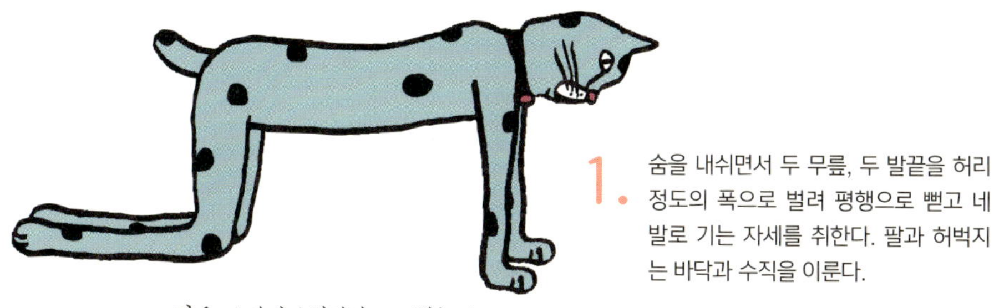

1. 숨을 내쉬면서 두 무릎, 두 발끝을 허리 정도의 폭으로 벌려 평행으로 뻗고 네 발로 기는 자세를 취한다. 팔과 허벅지는 바닥과 수직을 이룬다.

팔은 어깨에서 일직선으로 뻗는다.

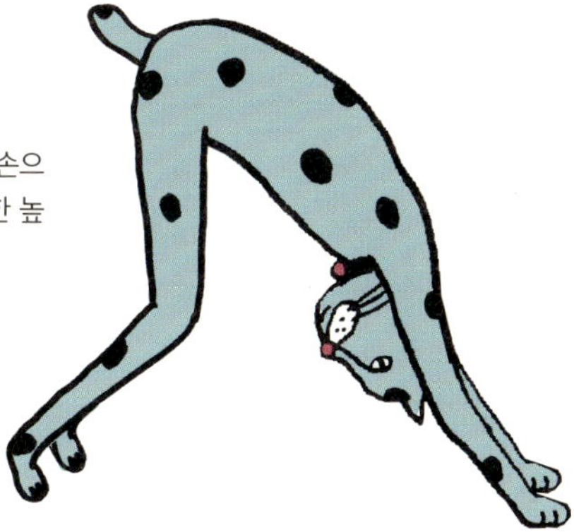

2. 숨을 들이마시면서 발끝을 세우고 손으로 바닥을 누르면서 엉덩이를 최대한 높이 들어 올린다.

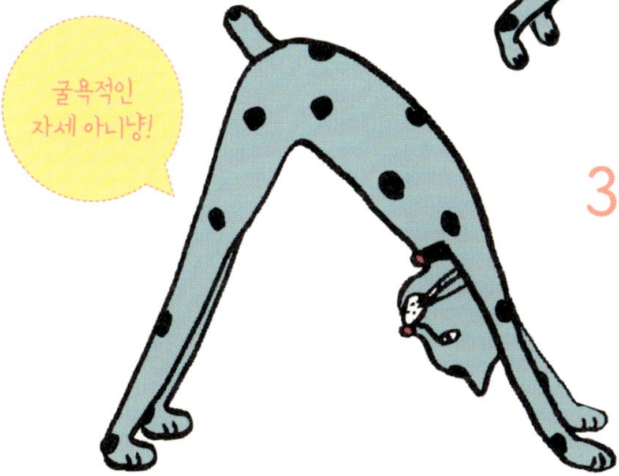

3. 숨을 내쉬면서 무릎을 곧게 뻗으며 발뒤꿈치를 바닥에 댄다. 등을 젖히듯 곧게 펴고 어깨 사이로 머리를 넣어 발끝 사이를 바라보는 상태로 다섯 번의 호흡을 유지한다.

등과 팔을 일직선으로 만드는 게 중요하다.

활 자세

다누라아사나 Dhanurasana

굽은 등을 개선하고 늘어지기 쉬운 복부에 긴장을!

전신을 크게 뒤로 젖히는 자세를 통하여 허벅지, 배, 등, 엉덩이의 근육을 자극합니다.
서혜부의 울혈이나 림프의 흐름을 개선하는
해독 효과에 의해 지방이 연소되기 쉬운 체질로 변합니다!

이제 더 이상
굽은 등이 아니다옹!

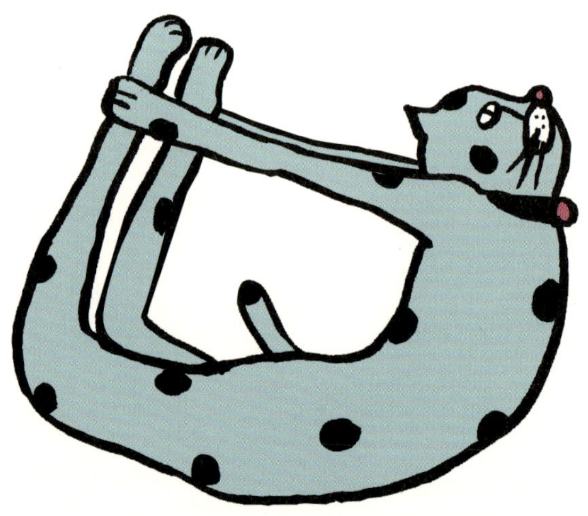

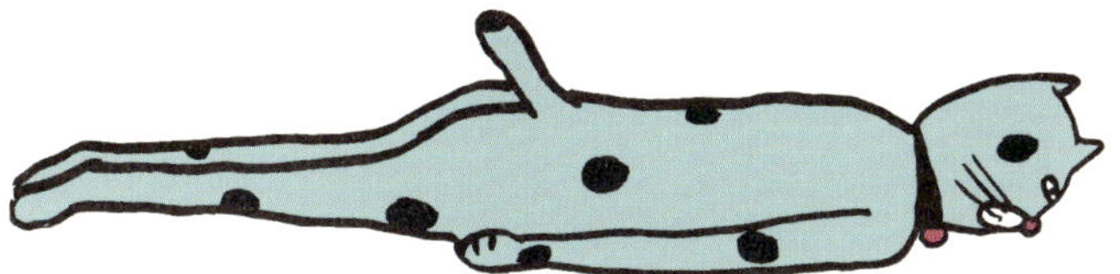

1.
반듯하게 엎드려서 두 팔을 옆구리에 붙인다.
손바닥은 위를 향한다.

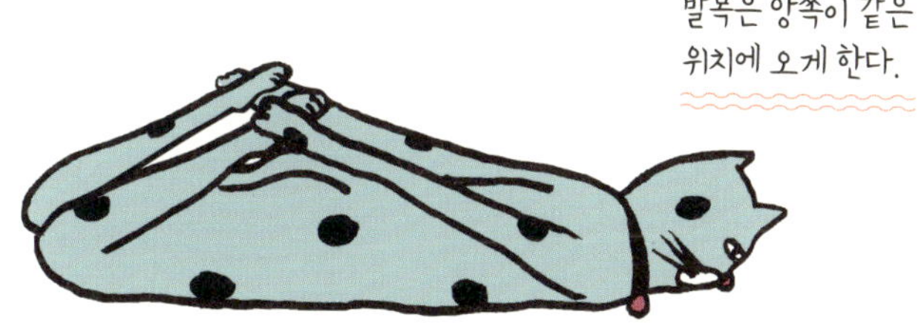

발목은 양쪽이 같은
위치에 오게 한다.

2.
다리를 편안한 폭으로 벌려서 구부린 뒤 두 손으로 각각의 발을 잡는
다. 숨을 들이마시면서 턱을 들어 목을 길게 뻗으며 상체를 일으킨다.

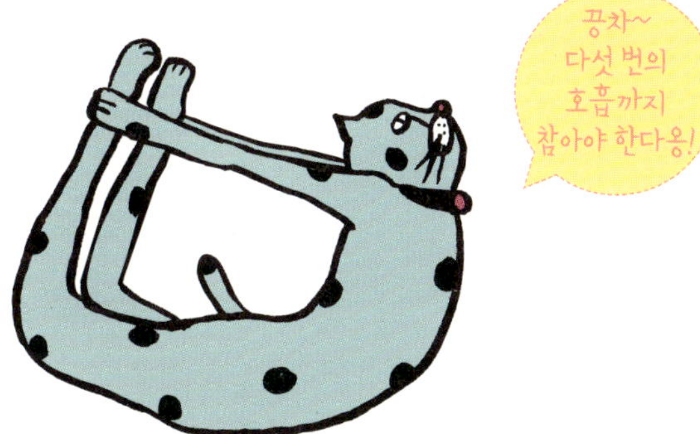

끙차~
다섯 번의
호흡까지
참아야 한다옹!

팔꿈치는
구부리지 말고
몸을 젖힌 상태를
계속 유지한다.

3.
숨을 내쉬면서 두 발을 들어 올린다. 단전을 중심으로 온몸을 최대한 활처럼
뒤로 젖혀 비스듬히 위를 바라본 상태로 다섯 번의 호흡을 유지한다.

춤추는 자세

우티타 알다 다누라아사나 Utthita Ardha Dhanurasana

골반 교정 · 다리와 허리 강화 · 집중력 UP!

다리와 허리를 튼튼하게 해 주고 허벅지와 발목 근육을 강화하는 효과가 있습니다.
또 한 점을 바라보고 균형을 취하는 자세를 통하여 집중력이 향상되고
균형 감각이 형성되어 올바른 자세를 갖추게 합니다.

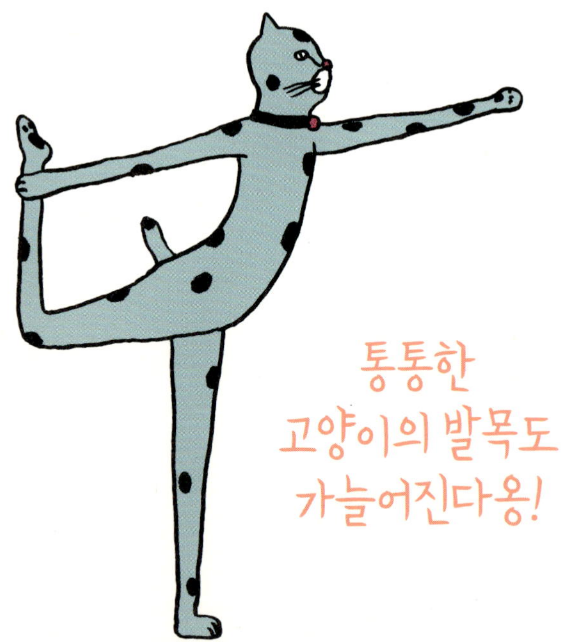

통통한
고양이의 발목도
가늘어진다옹!

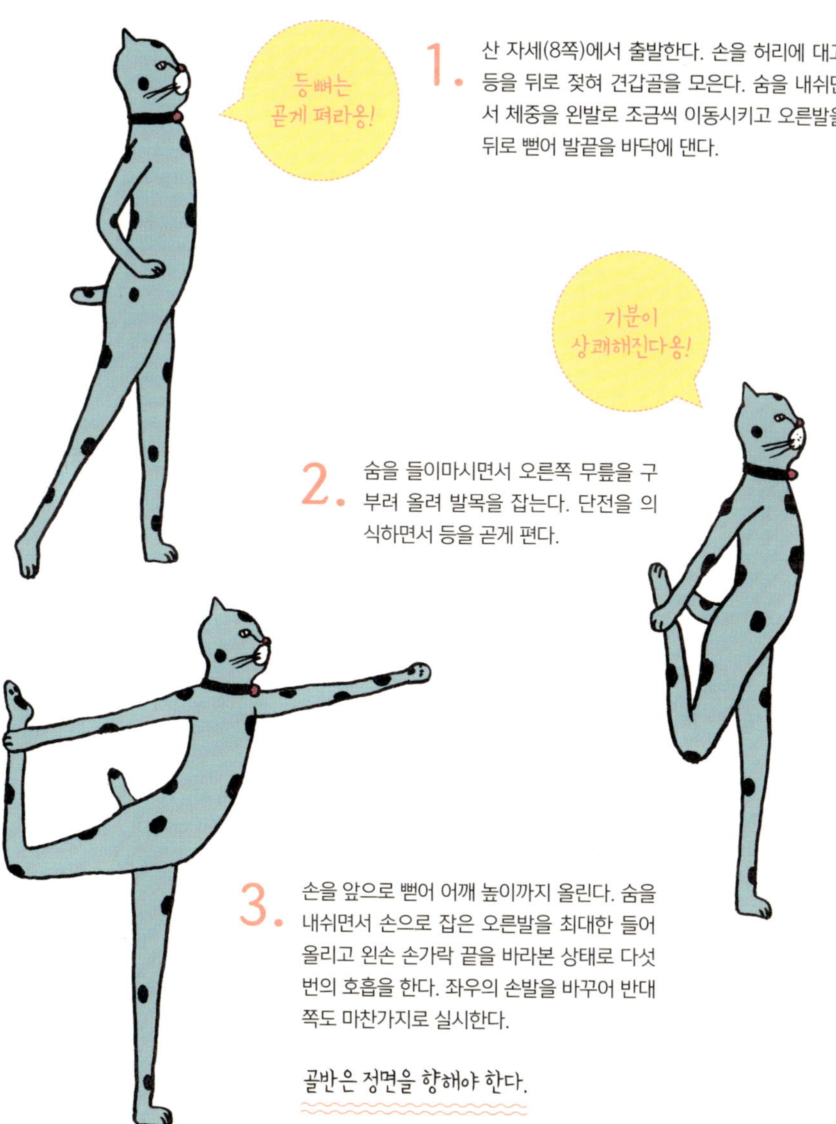

1. 산 자세(8쪽)에서 출발한다. 손을 허리에 대고 등을 뒤로 젖혀 견갑골을 모은다. 숨을 내쉬면서 체중을 왼발로 조금씩 이동시키고 오른발을 뒤로 뻗어 발끝을 바닥에 댄다.

2. 숨을 들이마시면서 오른쪽 무릎을 구부려 올려 발목을 잡는다. 단전을 의식하면서 등을 곧게 편다.

3. 손을 앞으로 뻗어 어깨 높이까지 올린다. 숨을 내쉬면서 손으로 잡은 오른발을 최대한 들어 올리고 왼손 손가락 끝을 바라본 상태로 다섯 번의 호흡을 한다. 좌우의 손발을 바꾸어 반대쪽도 마찬가지로 실시한다.

골반은 정면을 향해야 한다.

척추 비틀기 자세

아르다 마첸드라아사나 Ardha Matsyendrasana

척추 교정! 몸속 독소 배출!

상체를 비트는 동작을 통하여 척추가 교정되어 이상적인 굴곡이 만들어집니다.
또 간장과 신장을 자극하여 내장의 피로, 요통, 천식 등을 완화시켜 줍니다.

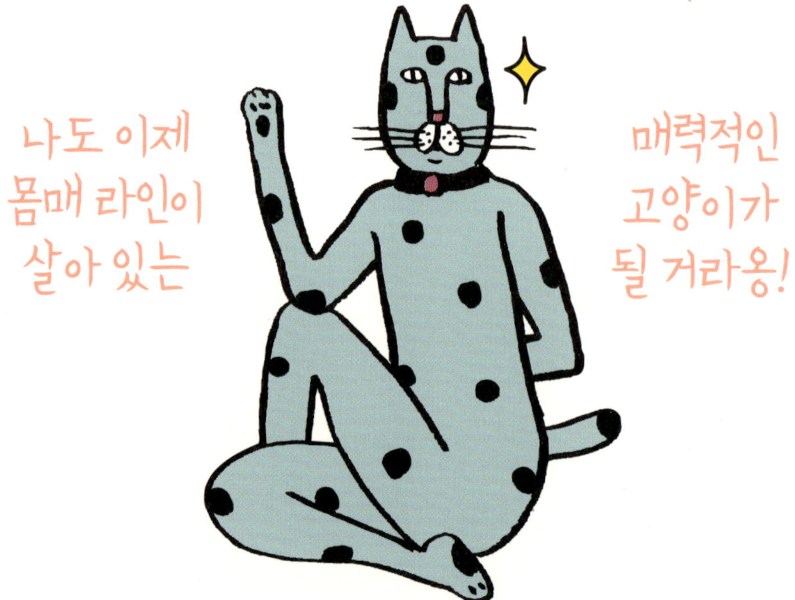

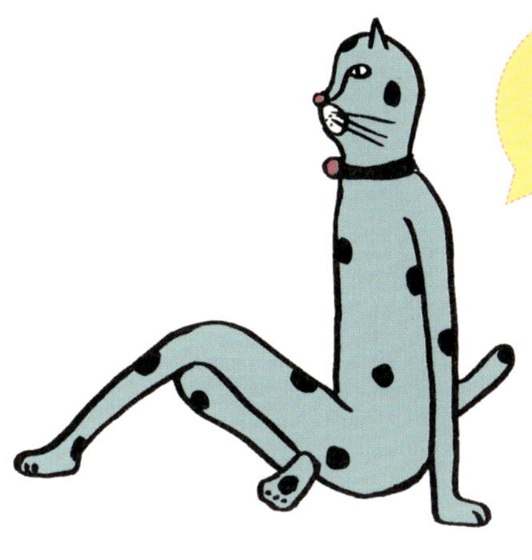

1. 막대 자세(11쪽)에서 출발한다. 숨을 내쉬면서 오른쪽 다리를 구부려 왼쪽 다리 아래를 지나 발뒤꿈치를 왼쪽 엉덩이 옆에 둔다.

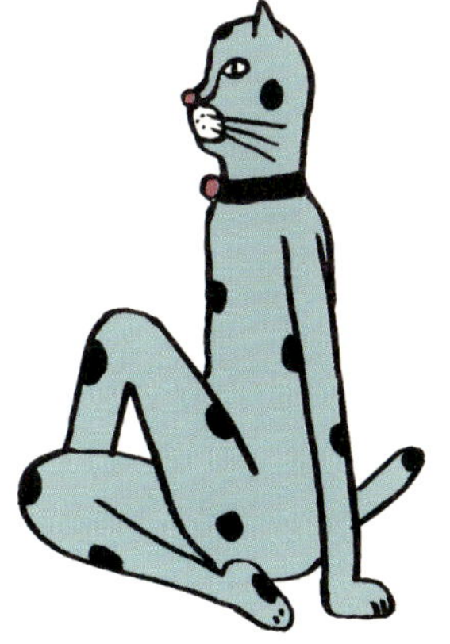

2. 왼쪽 다리를 오른쪽 허벅지 위로 넘겨 무릎을 세우고 바닥에 발바닥이 완전히 닿게 한다. 좌우의 엉덩이가 바닥에서 뜨지 않도록 주의하면서 숨을 들이쉬며 허리를 곧게 세운다.

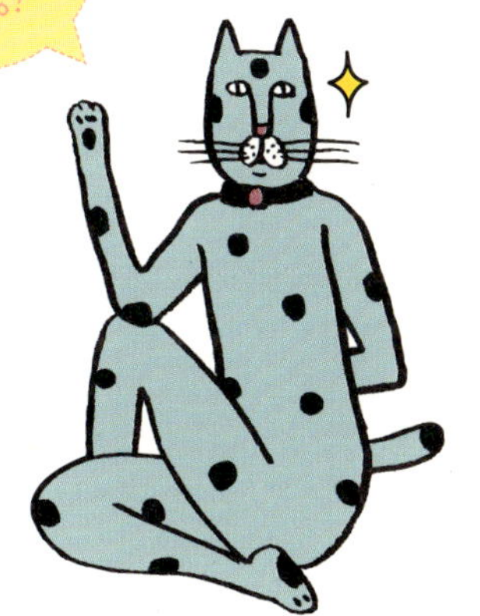

3. 오른쪽 팔꿈치를 왼쪽 무릎 바깥쪽에 대고 손가락 끝을 위로 뻗는다. 왼손은 허리 뒤로 돌려 손등을 허리에 댄다. 숨을 내쉬면서 단전 위쪽의 상체를 왼쪽으로 비틀고 다섯 번의 호흡을 한다. 좌우의 손발을 바꾸어 반대쪽도 마찬가지로 실시한다.

골반을 세우고 허리를 곧게 편다.

꽃목걸이 자세

말라아사나 Malasana

발목, 고관절 강화! 골반 부위의 혈액 순환 촉진!

깊이 웅크리는 동작을 취하여 골반 부위의 혈액 순환을 촉진하는 자세입니다.
고관절과 발목의 유연성을 높여 주며 두 팔을 몸에 감는 동작을 통하여 어깨 관절도
부드럽게 풀어 줍니다. 부인과 계통의 질병을 개선해 주는 효과도 있습니다.

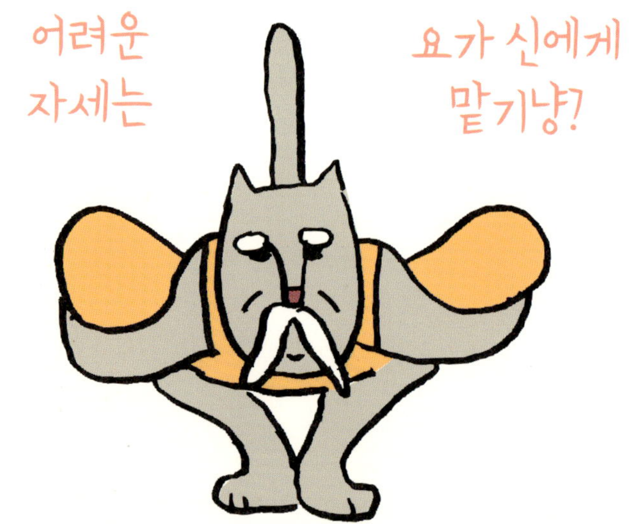

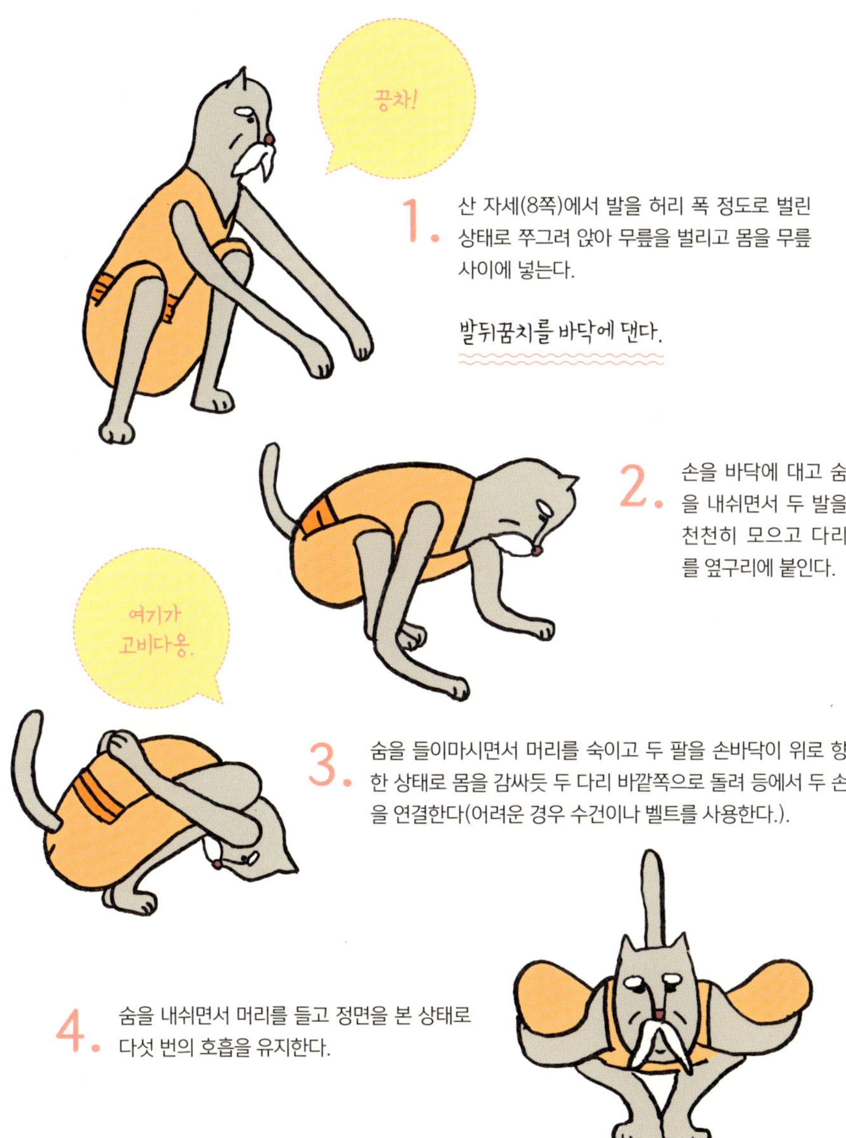

1. 산 자세(8쪽)에서 발을 허리 폭 정도로 벌린 상태로 쭈그려 앉아 무릎을 벌리고 몸을 무릎 사이에 넣는다.

   발뒤꿈치를 바닥에 댄다.

2. 손을 바닥에 대고 숨을 내쉬면서 두 발을 천천히 모으고 다리를 옆구리에 붙인다.

3. 숨을 들이마시면서 머리를 숙이고 두 팔을 손바닥이 위로 향한 상태로 몸을 감싸듯 두 다리 바깥쪽으로 돌려 등에서 두 손을 연결한다(어려운 경우 수건이나 벨트를 사용한다.).

4. 숨을 내쉬면서 머리를 들고 정면을 본 상태로 다섯 번의 호흡을 유지한다.

빗장 자세

파리가아사나 Parighasana

등, 어깨의 비틀림을 조정! 스트레스 해소!

견갑골 주변과 등줄기의 근육을 풀어 주고 안정감을 높여 주는 자세입니다.
등을 부드럽게 늘여서 자율신경의 활동을 조정하고
깊은 호흡으로 이끌어 주기 때문에 지방 연소 효과도 큽니다.

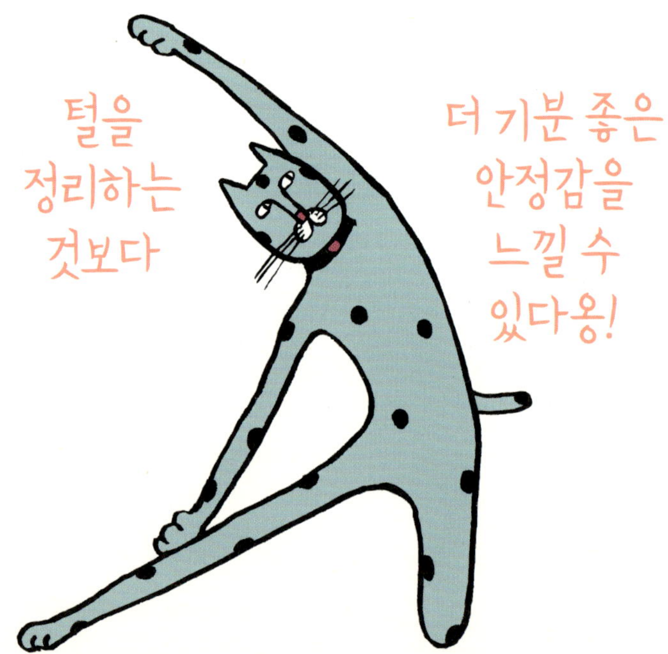

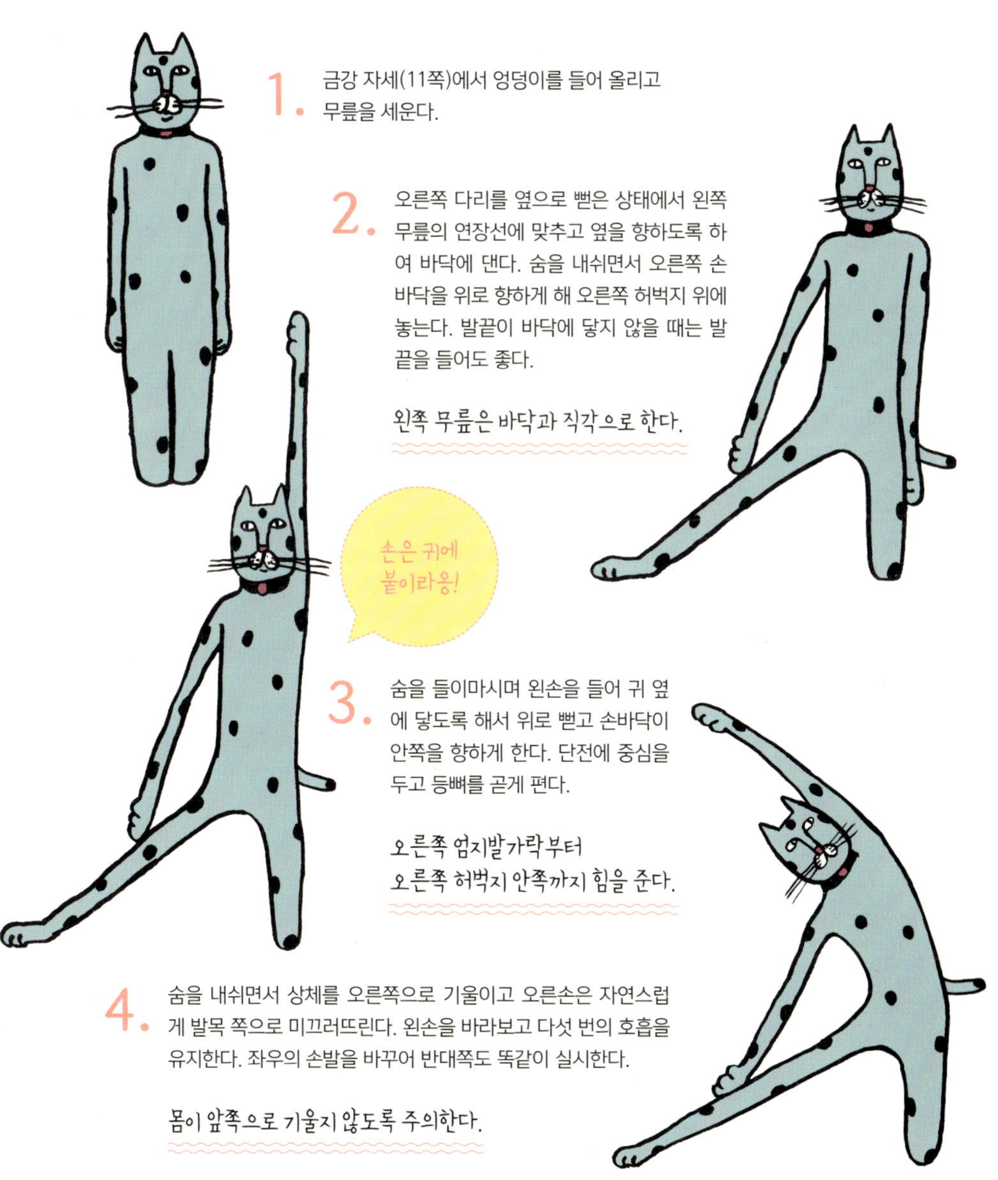

1. 금강 자세(11쪽)에서 엉덩이를 들어 올리고 무릎을 세운다.

2. 오른쪽 다리를 옆으로 뻗은 상태에서 왼쪽 무릎의 연장선에 맞추고 옆을 향하도록 하여 바닥에 댄다. 숨을 내쉬면서 오른쪽 손바닥을 위로 향하게 해 오른쪽 허벅지 위에 놓는다. 발끝이 바닥에 닿지 않을 때는 발끝을 들어도 좋다.

왼쪽 무릎은 바닥과 직각으로 한다.

3. 숨을 들이마시며 왼손을 들어 귀 옆에 닿도록 해서 위로 뻗고 손바닥이 안쪽을 향하게 한다. 단전에 중심을 두고 등뼈를 곧게 편다.

오른쪽 엄지발가락부터
오른쪽 허벅지 안쪽까지 힘을 준다.

4. 숨을 내쉬면서 상체를 오른쪽으로 기울이고 오른손은 자연스럽게 발목 쪽으로 미끄러뜨린다. 왼손을 바라보고 다섯 번의 호흡을 유지한다. 좌우의 손발을 바꾸어 반대쪽도 똑같이 실시한다.

몸이 앞쪽으로 기울지 않도록 주의한다.

의자 자세

우트카타아사나 Utkatasana

발목, 무릎, 허리 강화! 허벅지도 탄탄하게!

다리와 허리의 보이지 않는 근육을 강화하는 데에 가장 적합한 자세입니다.
무릎을 깊이 구부리는 동작을 통하여 오(O)다리, 엑스(X)다리를 교정하는 효과도 있습니다.

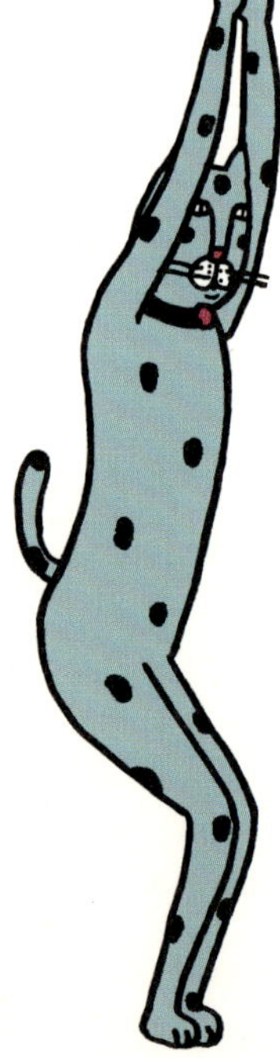

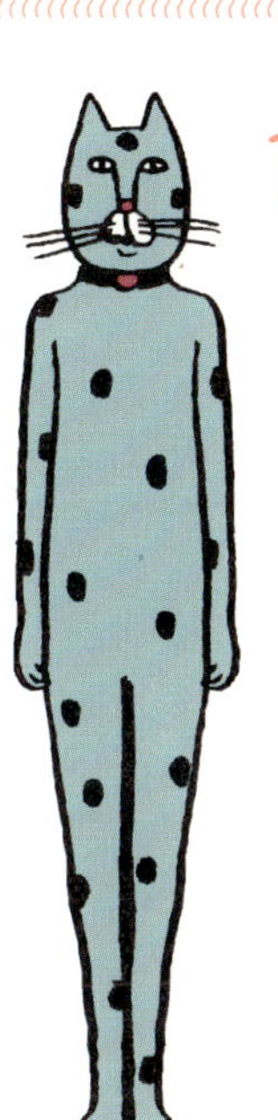

1. 산 자세(8쪽)를 취한다. 의식을 발바닥에 집중하면서 호흡을 정돈한다.

2. 숨을 내쉬면서 두 손을 가슴 앞에 모아 합장한다.

의식을 단전에 둔다.

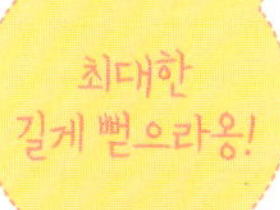

3. 숨을 들이마시면서 발바닥으로 바닥을 미는 느낌으로 두 팔을 곧게 위로 올린다. 단전에서부터 몸을 위로 뻗는다는 느낌으로 등뼈 하나하나를 의식한다.

단전을 중심으로 상하로 몸을 늘인다.

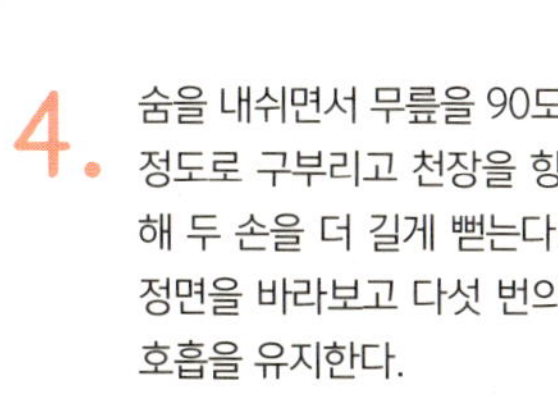

4. 숨을 내쉬면서 무릎을 90도 정도로 구부리고 천장을 향해 두 손을 더 길게 뻗는다. 정면을 바라보고 다섯 번의 호흡을 유지한다.

두 무릎은 서로 닿고 허리를 곧게 늘인 상태다.

❀ 질병이 아니라 체질이라옹! ❀

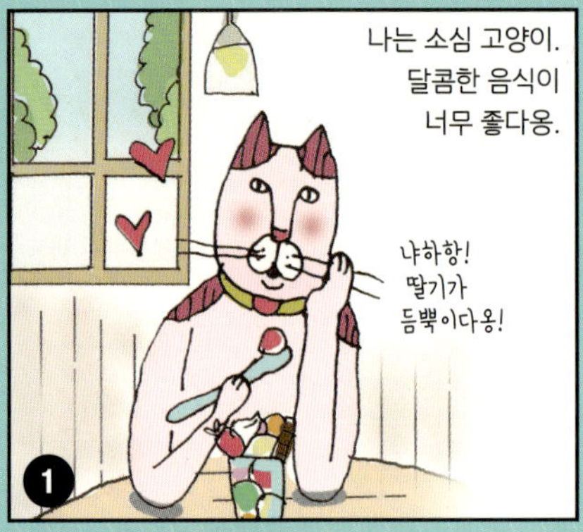

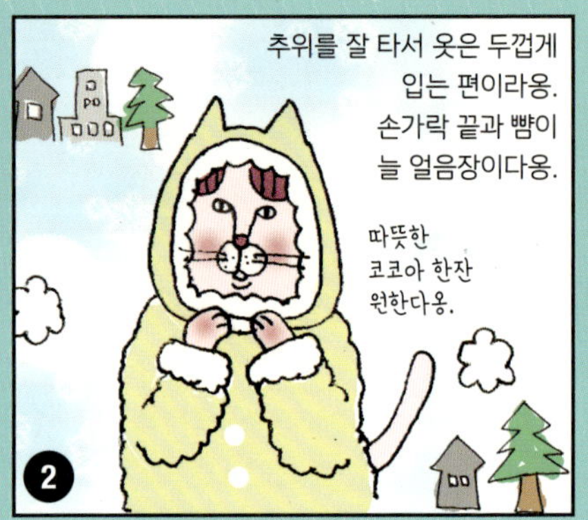

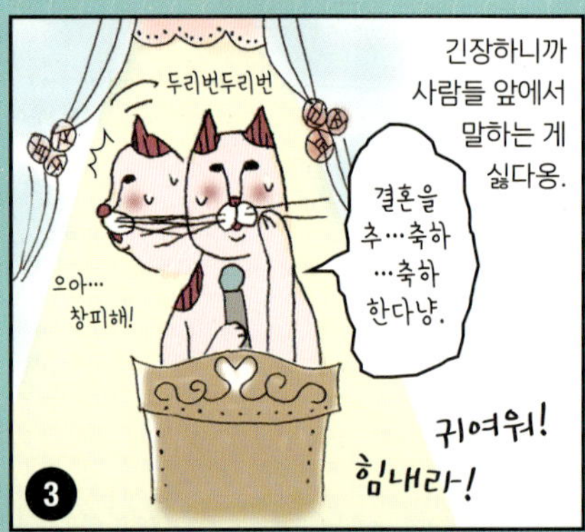

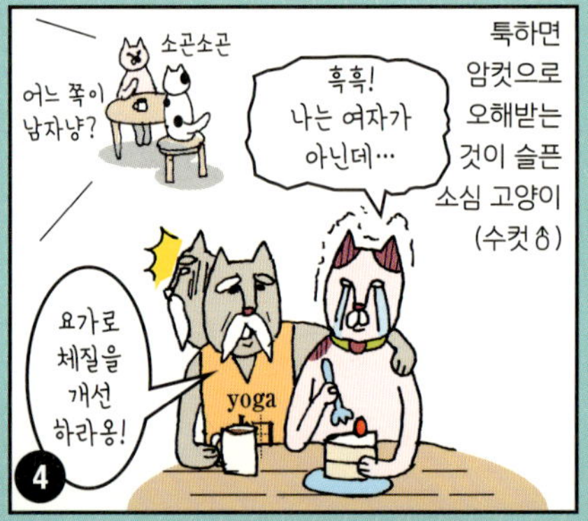

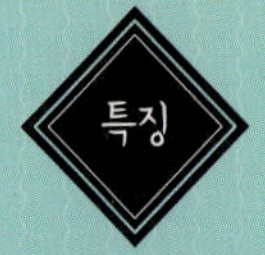

여성적인
매력.

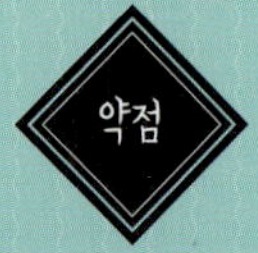

사람들 앞에서
말하는 것이 두려움.

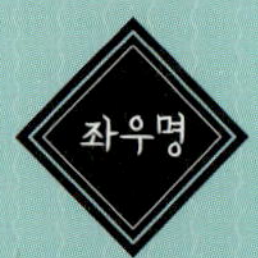

겉만 보고
판단하지 말자.

소심 고양이

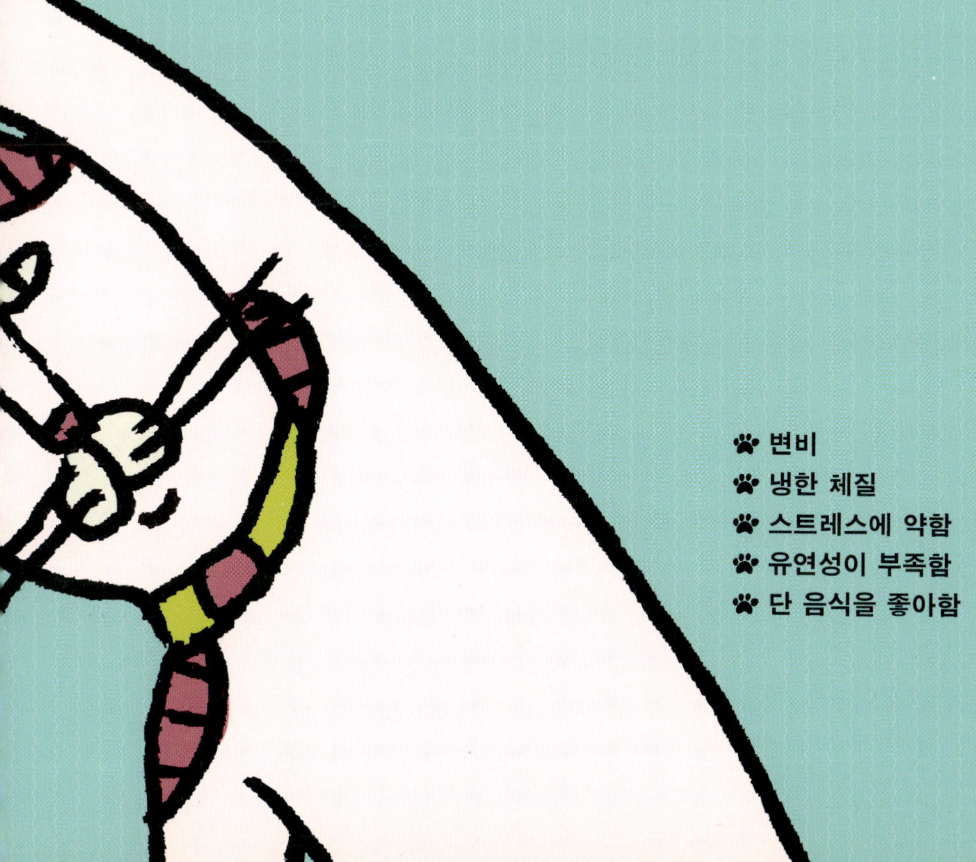

낙타 자세

우스트라아사나 Ustrasana

내장의 위치를 조정! 위장 활동 UP!

상체를 크게 젖히는 동작을 통하여 아래쪽으로 처져 있던 내장을 올바른 위치로 조정해 줍니다.
변비나 설사에 잘 걸리는 고양이에게 권하고 싶은 자세입니다.
어깨에서 등으로 이어지는 근육의 긴장을 완화시켜 아름다운 자세를 만들어 줍니다.

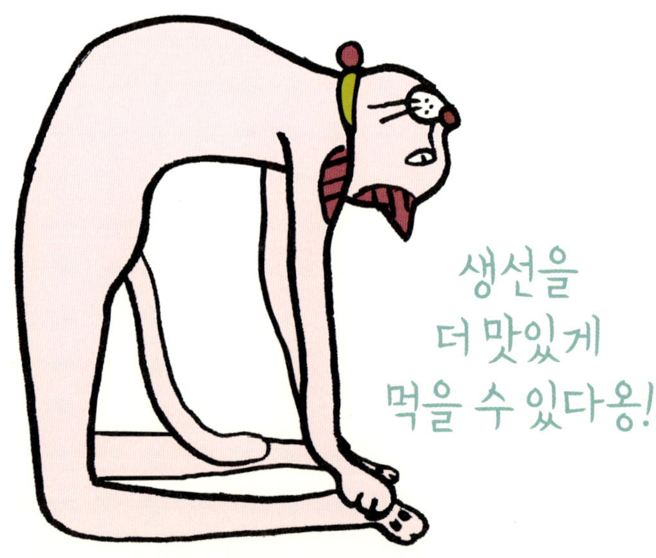

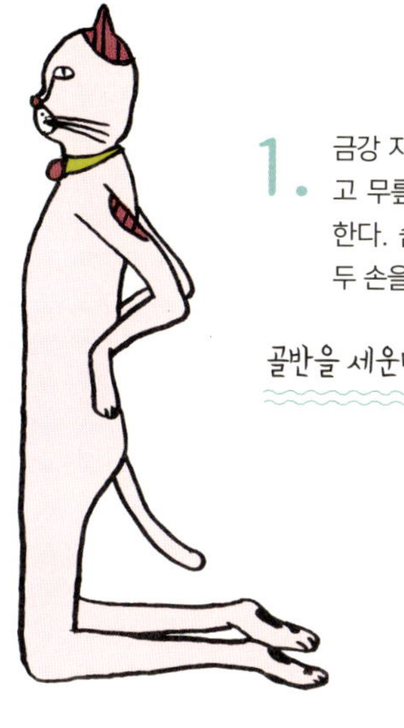

1. 금강 자세(11쪽)에서 출발한다. 엉덩이를 들어 올리고 무릎을 허리 폭 정도로 벌려 발끝까지 평행하게 한다. 숨을 내쉬면서 손가락 끝이 골반에 걸리도록 두 손을 허리에 댄다.

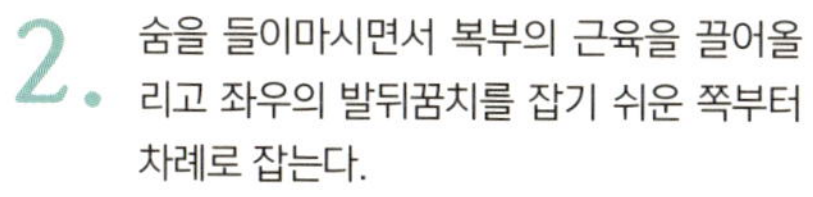

골반을 세운다.

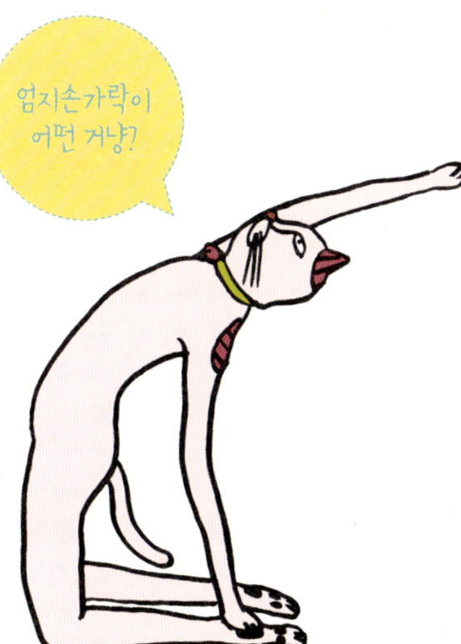

2. 숨을 들이마시면서 복부의 근육을 끌어올리고 좌우의 발뒤꿈치를 잡기 쉬운 쪽부터 차례로 잡는다.

두 손의 엄지손가락은
바깥쪽으로 향한다.

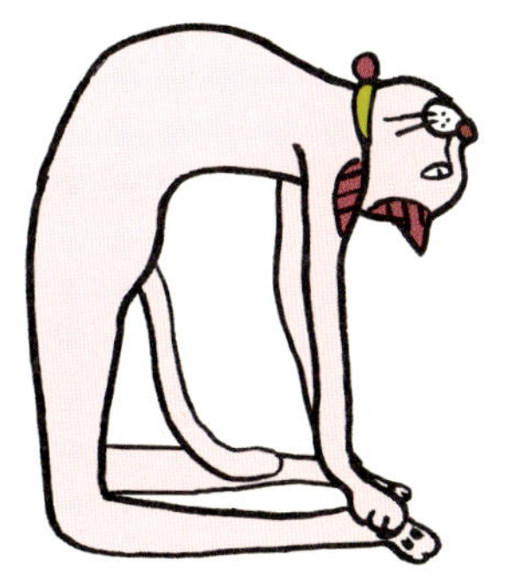

3. 숨을 내쉬면서 단전을 중심으로 상체를 뒤로 젖힌다. 목은 긴장시키지 말고 머리를 뒤쪽으로 넘긴다. 목을 길게 뻗은 상태에서 다섯 번의 호흡을 유지한다.

고양이 등 뻗기 자세

우타나 비달라아사나 Uttana Vidalasana

등과 어깨의 유연성 UP! 자율신경 기능 UP!

장 기능과 자율신경 기능을 조정하고, 몸과 마음의 안정 효과를 높이는 자세입니다.
등을 부드럽게 펴는 동작을 통하여 불안감이나 긴장을 완화시켜 줍니다.
힙업, 등 근육 강화에도 효과가 좋습니다.

이 자세를 못한다면
고양이가 아니라옹!

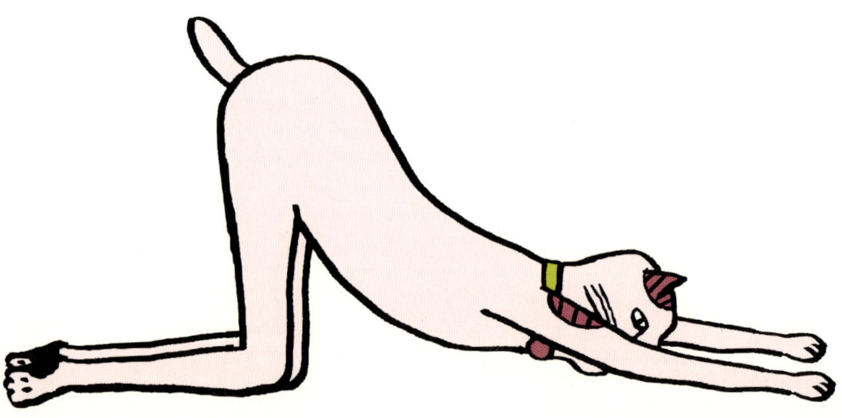

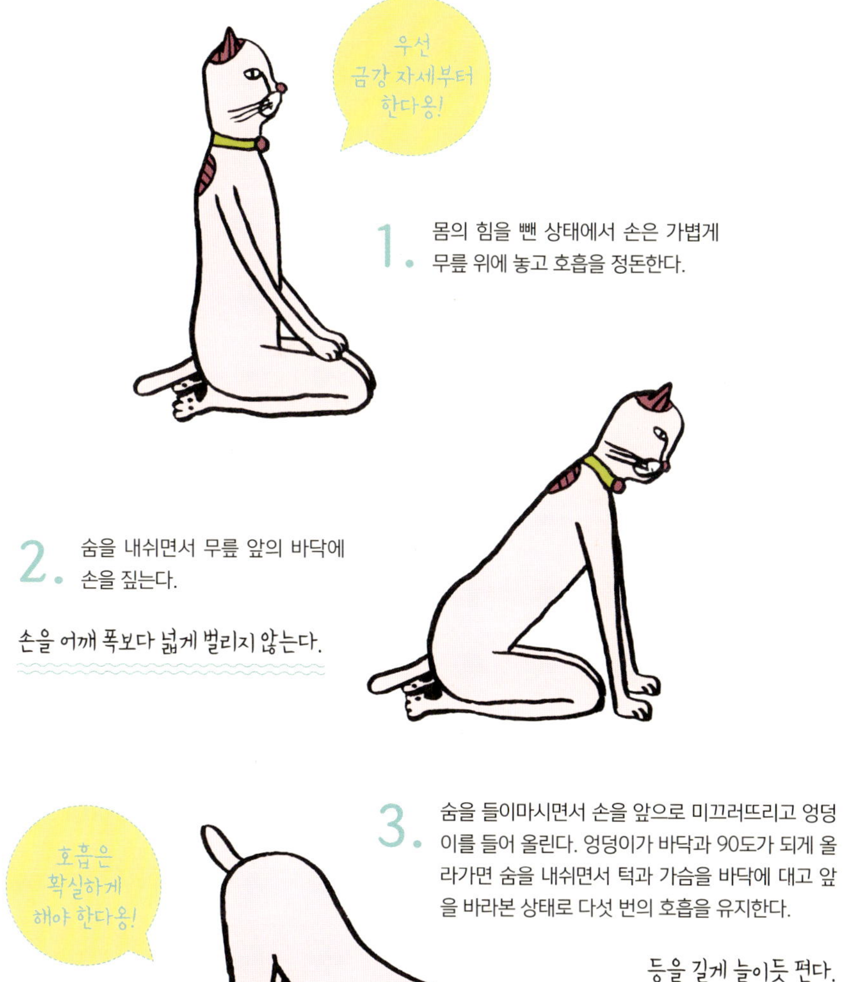

1. 몸의 힘을 뺀 상태에서 손은 가볍게 무릎 위에 놓고 호흡을 정돈한다.

2. 숨을 내쉬면서 무릎 앞의 바닥에 손을 짚는다.

손을 어깨 폭보다 넓게 벌리지 않는다.

3. 숨을 들이마시면서 손을 앞으로 미끄러뜨리고 엉덩이를 들어 올린다. 엉덩이가 바닥과 90도가 되게 올라가면 숨을 내쉬면서 턱과 가슴을 바닥에 대고 앞을 바라본 상태로 다섯 번의 호흡을 유지한다.

등을 길게 늘이듯 편다.

다리 자세

세투 반다아사나 Setu Bandhasana

신진대사 촉진! 허벅지 · 엉덩이에 탄력을!

장을 자극하여 변비를 해소합니다.
신진대사가 활발해져 노폐물이 쌓이지 않기 때문에 아름다운 피부를 만들 수 있습니다.
자율신경 실조증이나 굽은 등 개선에도 효과가 좋습니다.

아름다운 피부로
여성적 매력을 향상시킨다옹!
(나는 수컷이라옹!)

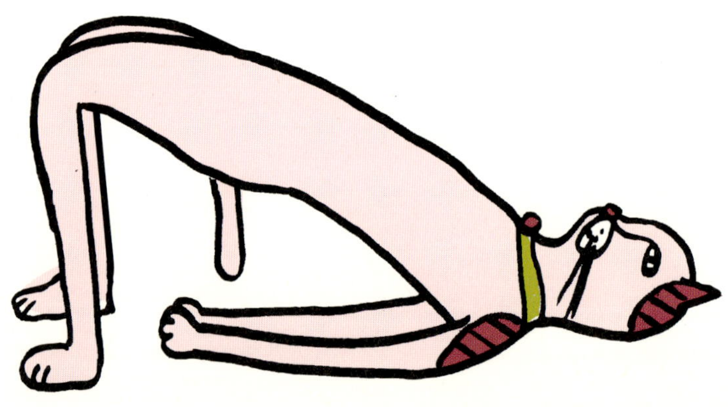

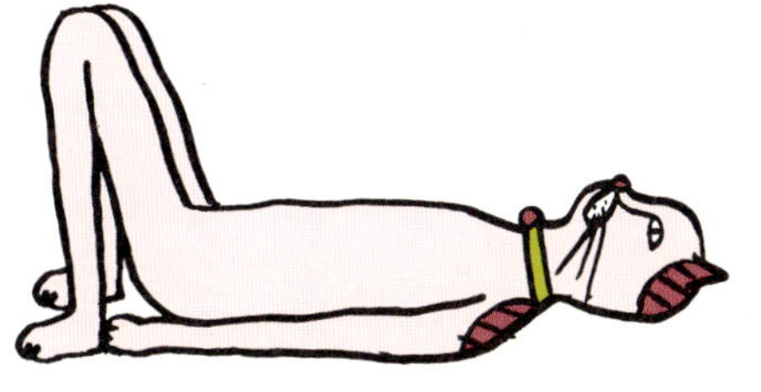

1. 위를 보고 누워 다리를 허리 폭 정도
로 벌리고 두 무릎을 세운다. 팔을 옆
구리에 붙여 뻗은 다음, 숨을 내쉬면
서 발뒤꿈치를 엉덩이 쪽으로 당긴다.

2. 숨을 들이마시면서 턱을 당기고 몸의
중심축을 의식하면서 발로 바닥을 밀
며 골반을 바닥에서 띄운다.

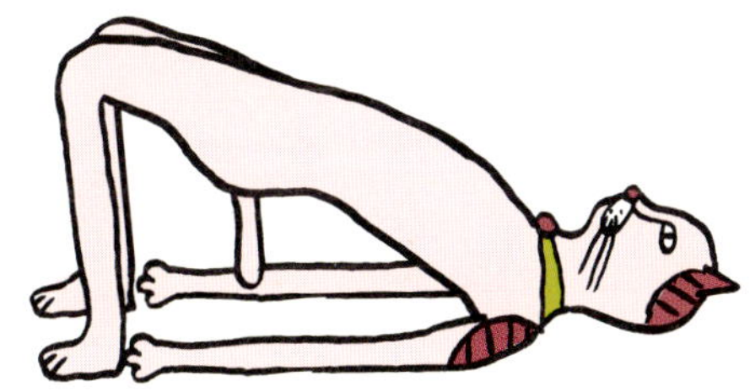

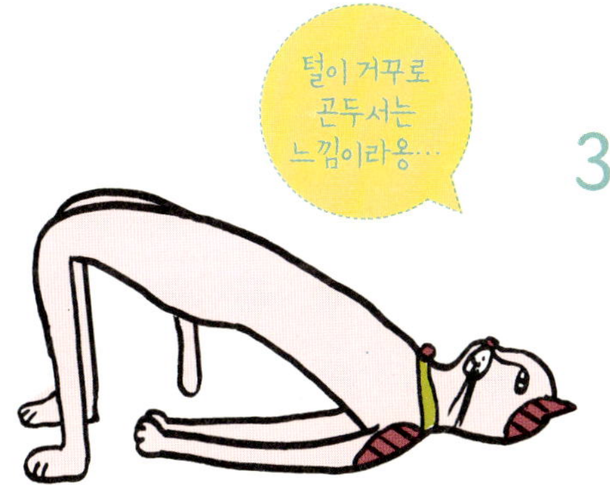

3. 숨을 내쉬면서 허리를 높이 들어 올린다.
어깨를 뒤로 젖혀서 견갑골을 모으고 두 손
을 맞잡는다. 발바닥과 팔로 체중을 지탱하
면서 비스듬히 천장을 올려다보는 상태로
다섯 번의 호흡을 유지한다.

V자 비틀기 자세

우바야 파당구쉬타아사나 Ubhaya Padangusthasana

허리에는 탄력! 내장 활동 촉진!

복부 근육(복직근, 복횡근), 옆구리 근육(외복사근, 내복사근) 강화에
효과가 있는 자세입니다. 평소에는 사용하지 않는
등 근육을 균형 있게 단련하여 이상적인 허리 라인을 만듭니다.

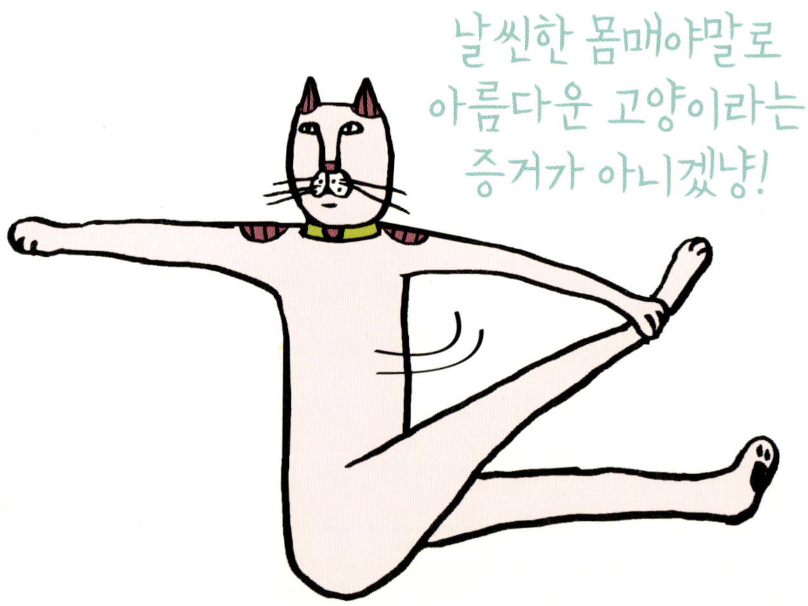

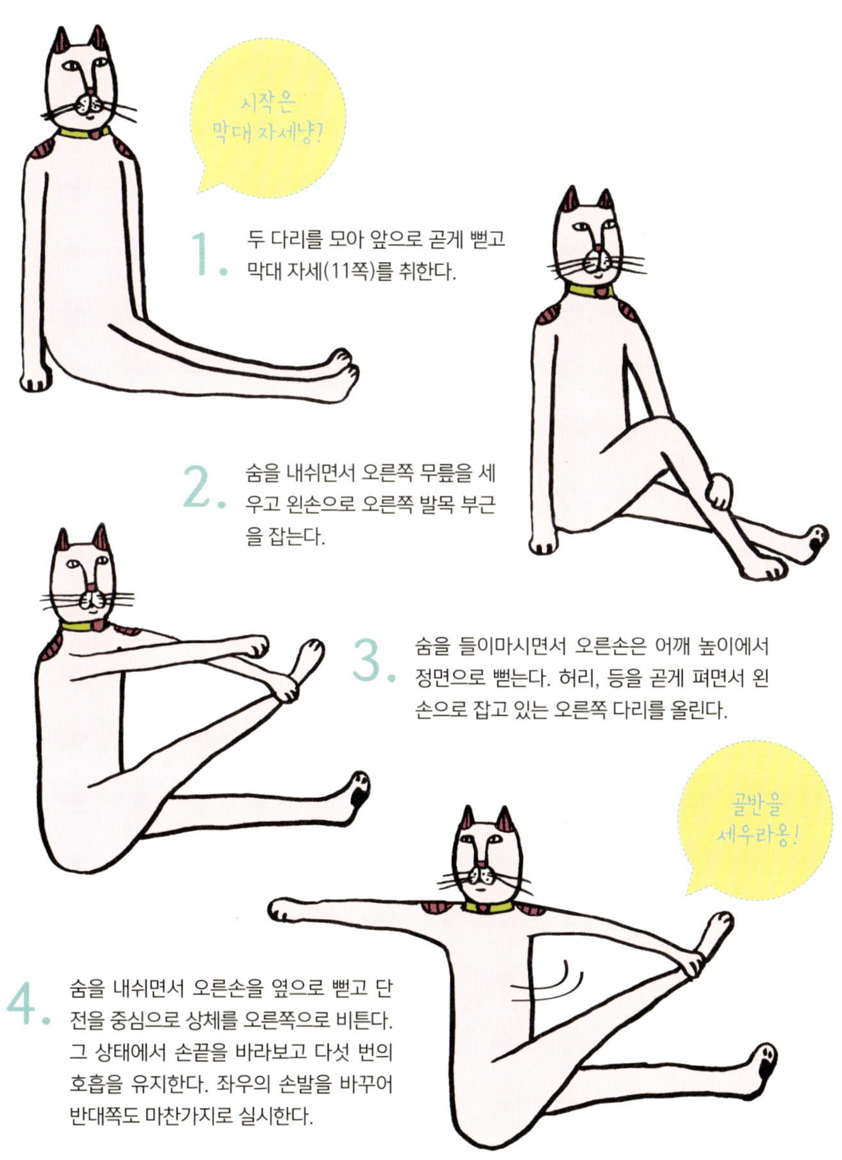

1. 두 다리를 모아 앞으로 곧게 뻗고 막대 자세(11쪽)를 취한다.

2. 숨을 내쉬면서 오른쪽 무릎을 세우고 왼손으로 오른쪽 발목 부근을 잡는다.

3. 숨을 들이마시면서 오른손은 어깨 높이에서 정면으로 뻗는다. 허리, 등을 곧게 펴면서 왼손으로 잡고 있는 오른쪽 다리를 올린다.

4. 숨을 내쉬면서 오른손을 옆으로 뻗고 단전을 중심으로 상체를 오른쪽으로 비튼다. 그 상태에서 손끝을 바라보고 다섯 번의 호흡을 유지한다. 좌우의 손발을 바꾸어 반대쪽도 마찬가지로 실시한다.

아치 자세

우르드바 다누라아사나 Urdhva Dhanurasana

신진대사 원활! 차가운 체질 개선! 변비에도 효과!

굽은 등 때문에 의해 압박당하고 있던 내장을 올바른 위치로 돌려주고
혈액 순환을 개선시킵니다. 신진대사를 원활하게 하기 때문에 차가운 체질인 고양이들에게
권하고 싶은 자세입니다. 변비 해소나 생리통을 완화시켜 주는 효과도 있습니다.

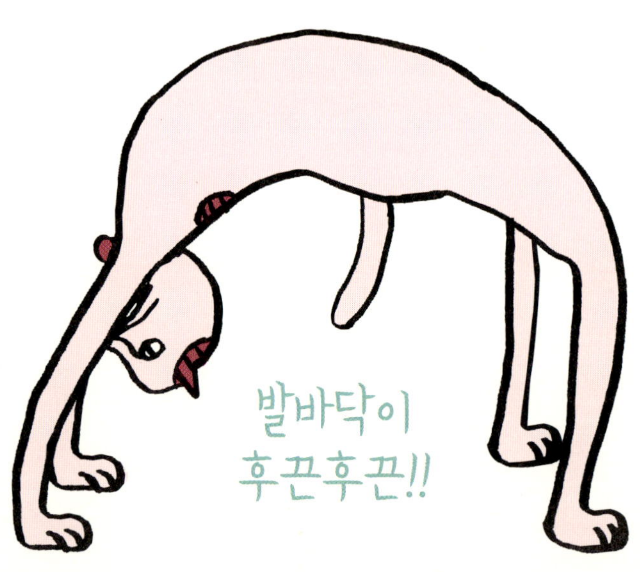

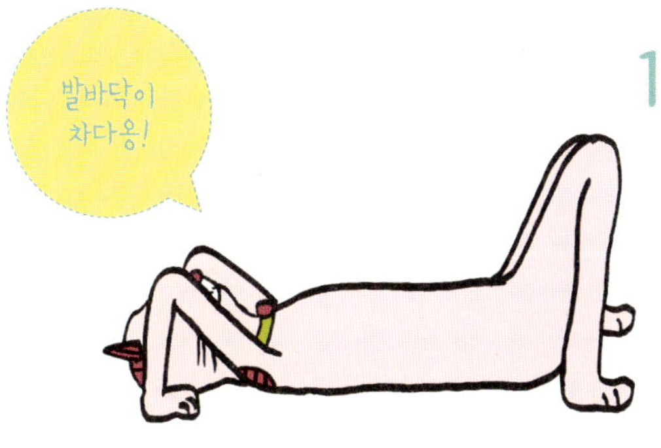

1. 숨을 내쉬면서 두 다리를 허리 폭 정도로 벌려서 무릎을 구부린다. 두 손은 손가락 끝이 어깨 쪽으로 향하도록 하여 두 귀에 붙인다.

발뒤꿈치는 엉덩이에 댄다.

2. 숨을 들이마시면서 손으로 바닥을 밀고 단전을 중심으로 천천히 몸을 들어 올려 정수리를 바닥에 댄다. 팔꿈치가 벌어지지 않도록 주의한다.

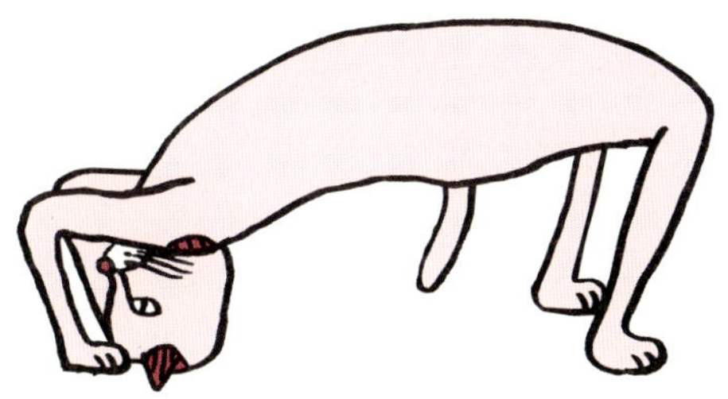

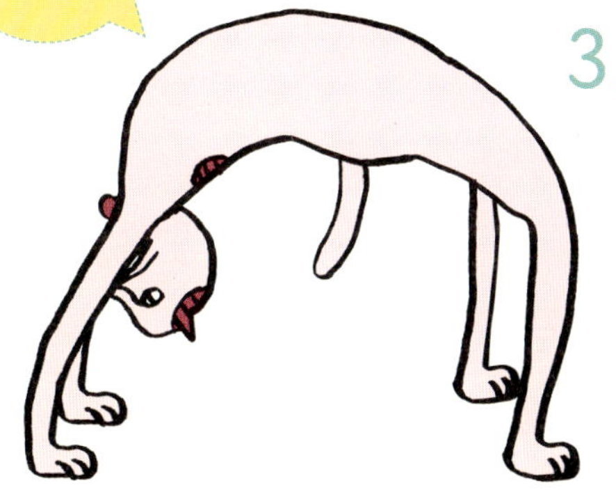

3. 숨을 내쉬면서 손으로 바닥을 더 강하게 밀고 팔을 뻗어 머리를 바닥에서 들어 올린다. 그다음 허리를 높이 치켜들고 손과 발의 폭을 좁힌 상태로 다섯 번의 호흡을 유지한다.

눈은 바로 아래의 바닥을 본다.

왜가리 자세

크라운차아사나 Krounchasana

다리와 허리의 혈액 순환 촉진! 혈압 안정! 신진대사 UP!

다리와 허리의 근육을 늘여 하반신의 혈액 순환을 촉진합니다.
고관절과 무릎의 유연성도 높여 줍니다. 심장으로 돌아오는 혈류가 좋아지기 때문에
혈압을 안정시키는 데에도 도움이 됩니다.

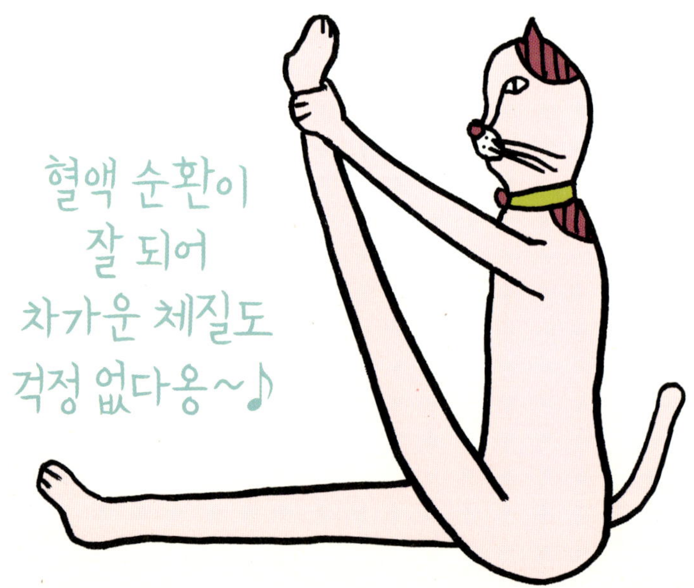

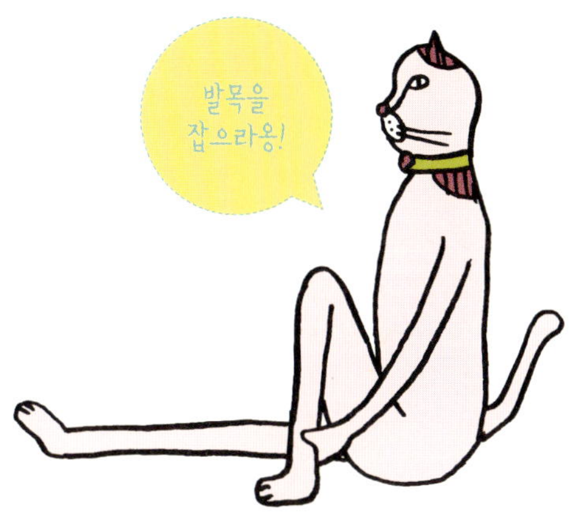

1. 금강 자세(11쪽)에서 왼쪽 다리를 구부
려 무릎을 세운다. 두 손으로 발목을 잡
고 숨을 내쉬면서 호흡을 정돈한다.

2. 숨을 들이마시면서 골반을 세우고 천
천히 허벅지를 복부에 대듯 단전을
중심으로 왼쪽 발을 들어 올린다.

등은 곧게 편다.

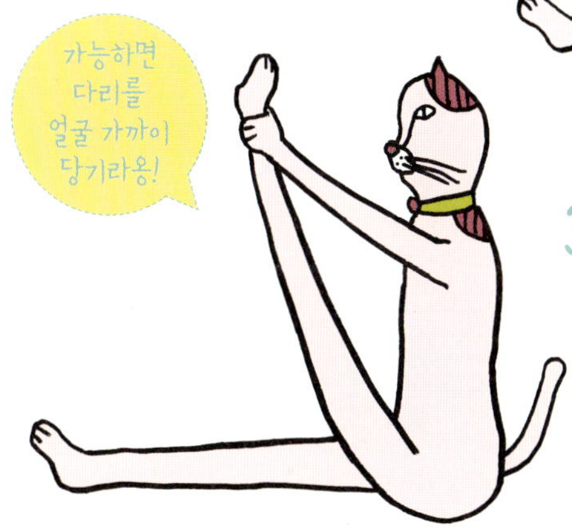

3. 숨을 내쉬면서 엉덩이로 바닥을 밀듯 힘을
주면서 왼쪽 다리를 무릎이 아프지 않을 정
도까지 뻗는다. 등을 곧게 편 상태에서 다
섯 번의 호흡을 유지한다. 다리를 바꾸어
반대쪽도 마찬가지로 실시한다.

눈은 정면을 바라본다.

벼 이삭 자세

파리브르타 자누 시르사아사나 Parivrtta Janu Sirsasana

목, 어깨, 등의 뭉친 근육 풀기! 허리도 탄탄하게!

옆구리의 근육을 늘여 등과 어깨의 뭉친 근육과 결리는 증상을 해소합니다.
골반의 유연성을 향상시키고 혈액 순환을 촉진하여 차가운 체질 때문에
발생하는 부기에도 효과가 있습니다. 부인과 계통 질병의 개선에도 도움이 됩니다.

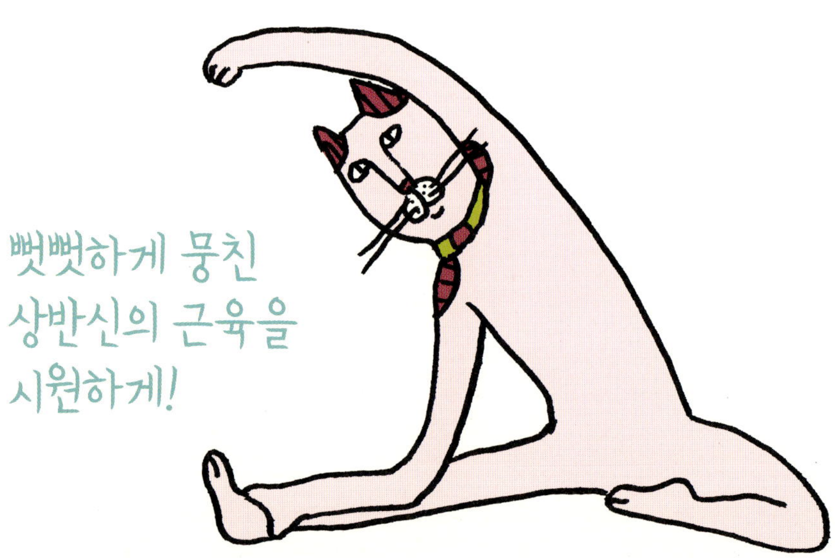

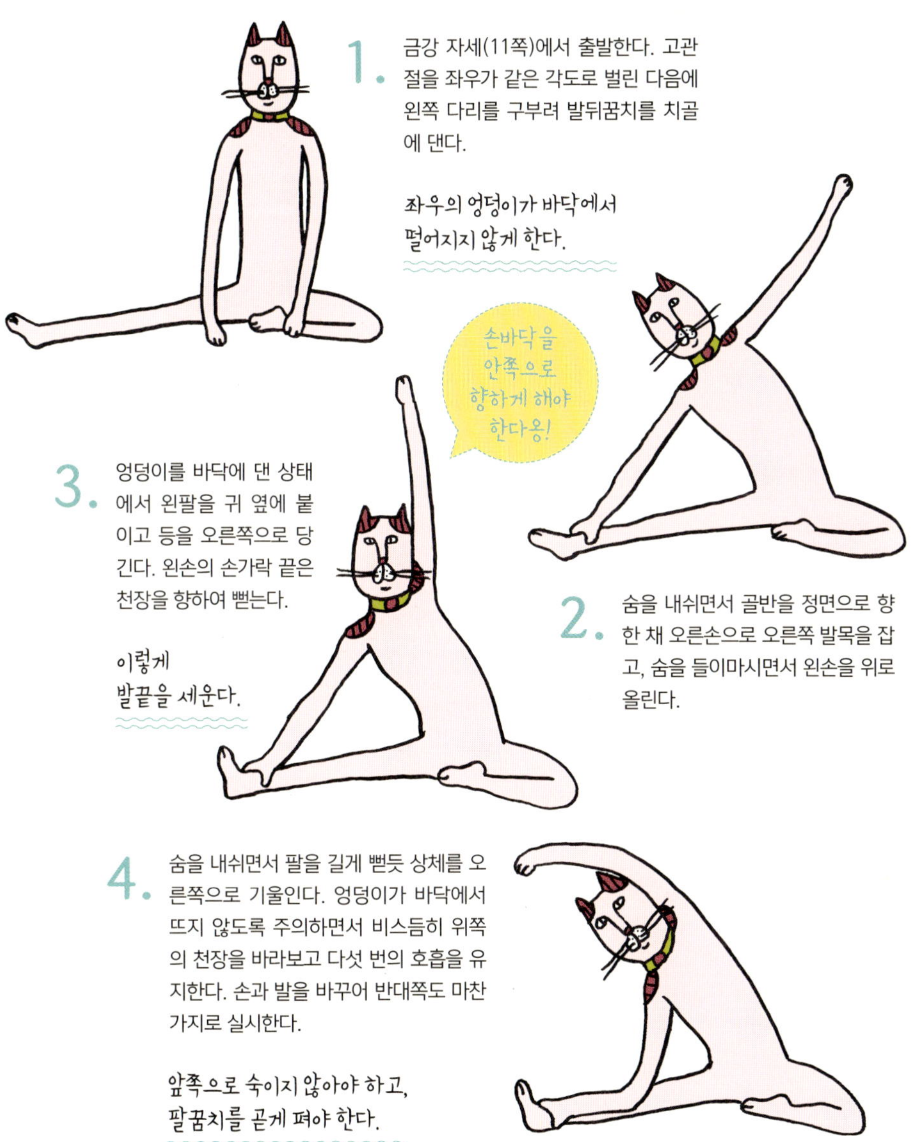

1. 금강 자세(11쪽)에서 출발한다. 고관절을 좌우가 같은 각도로 벌린 다음에 왼쪽 다리를 구부려 발뒤꿈치를 치골에 댄다.

좌우의 엉덩이가 바닥에서 떨어지지 않게 한다.

3. 엉덩이를 바닥에 댄 상태에서 왼팔을 귀 옆에 붙이고 등을 오른쪽으로 당긴다. 왼손의 손가락 끝은 천장을 향하여 뻗는다.

이렇게 발끝을 세운다.

2. 숨을 내쉬면서 골반을 정면으로 향한 채 오른손으로 오른쪽 발목을 잡고, 숨을 들이마시면서 왼손을 위로 올린다.

4. 숨을 내쉬면서 팔을 길게 뻗듯 상체를 오른쪽으로 기울인다. 엉덩이가 바닥에서 뜨지 않도록 주의하면서 비스듬히 위쪽의 천장을 바라보고 다섯 번의 호흡을 유지한다. 손과 발을 바꾸어 반대쪽도 마찬가지로 실시한다.

앞쪽으로 숙이지 않아야 하고, 팔꿈치를 곧게 펴야 한다.

원숭이 자세

하누만아사나 Hanumanasana

골반 교정! 생리통, 생리 불순 개선!

무릎을 깊이 구부리는 동작을 통하여 고관절이 유연해지고
틀어진 골반을 바로잡아 줍니다. 서혜부 림프의 흐름이 개선되어 생리 불순을 비롯한
부인과 계통의 질병, 부기를 해소해 줍니다.

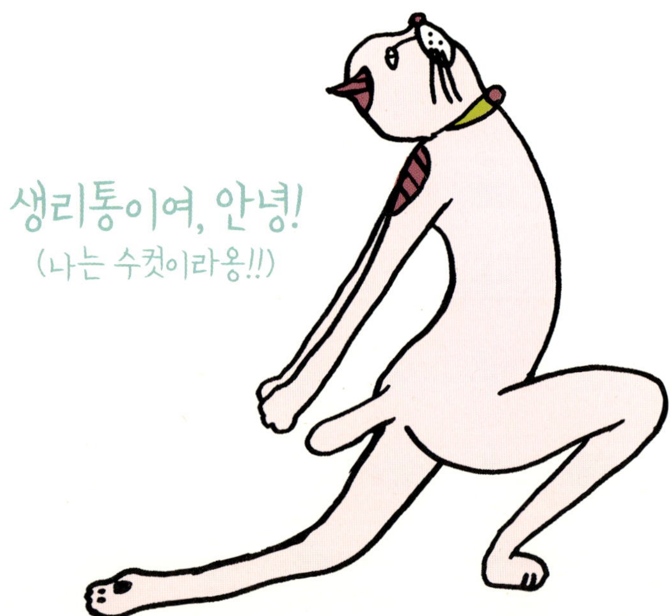

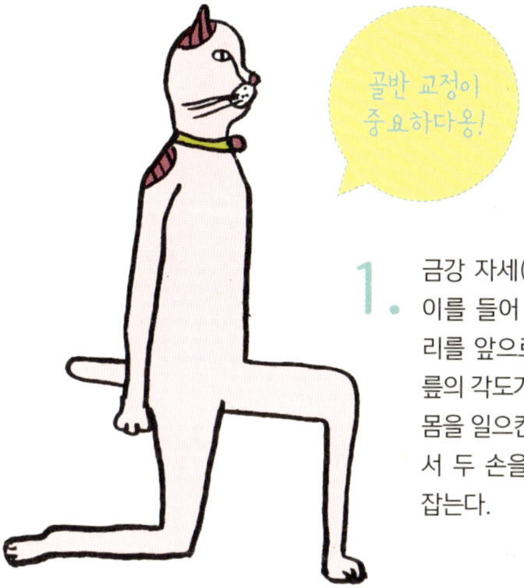

1. 금강 자세(11쪽)에서 엉덩
   이를 들어 올리고 왼쪽 다
   리를 앞으로 내민 다음, 무
   릎의 각도가 90도가 되도록
   몸을 일으킨다. 숨을 내쉬면
   서 두 손을 뒤쪽에서 모아
   잡는다.

2. 숨을 들이마시면서 왼쪽 다리를 깊이 구
   부리고 천천히 허리를 낮춘다. 발뒤꿈치가
   바닥에서 뜨지 않도록 주의한다.

   단전 위족의 상체를 앞으로 내민다.

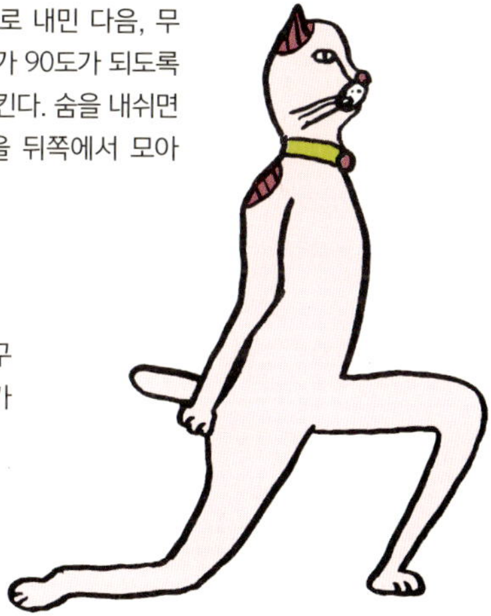

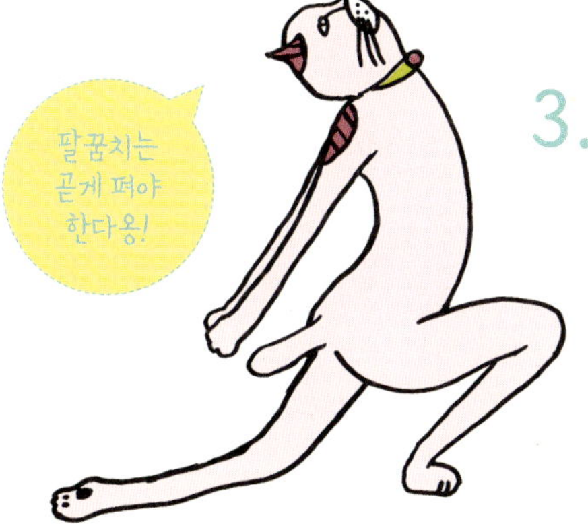

3. 숨을 내쉬면서 손을 몸에서 최대한 떼면
   서 상체를 뒤로 젖힌다. 턱을 올리고 눈은
   천장 뒤쪽을 바라본 상태로 다섯 번의 호
   흡을 유지한다. 발을 바꾸어 반대쪽도 마
   찬가지로 실시한다.

   천골을 곧게 세운다는 느낌으로!

❀ 오늘 가장 불안했던 일은… ❀

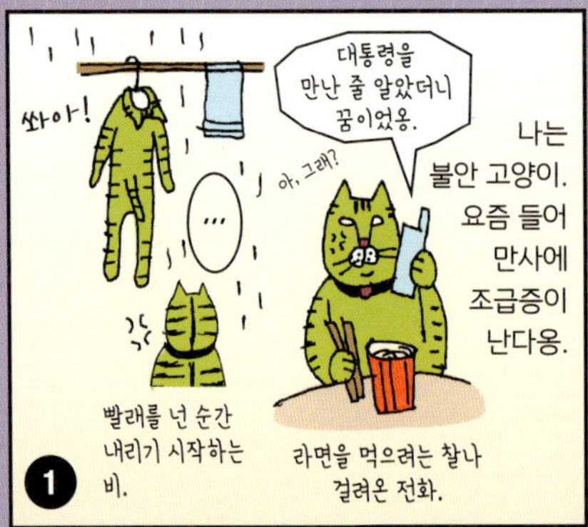

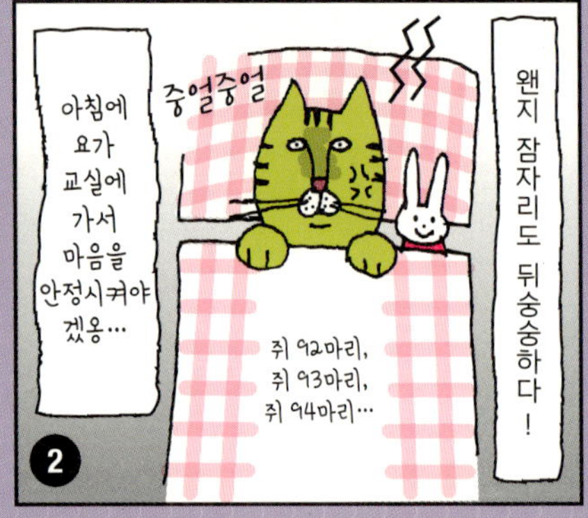

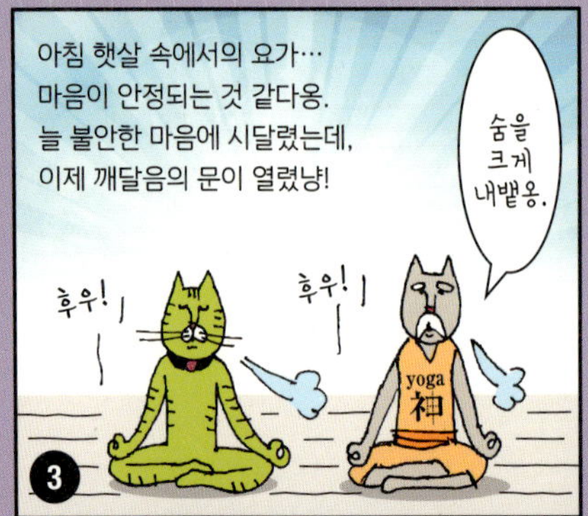

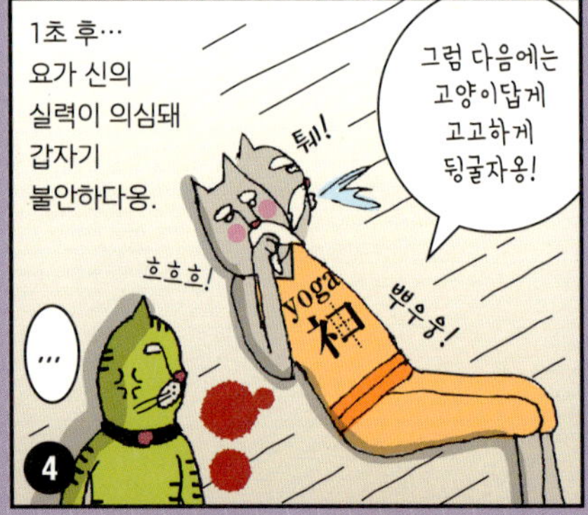

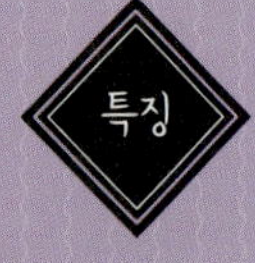

신경이
예민함.

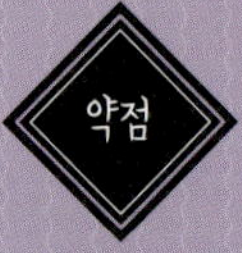

깊은 잠을
못 잠.

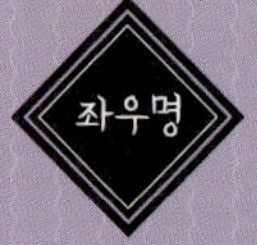

급한 성격은
손해를 본다!

불안 고양이

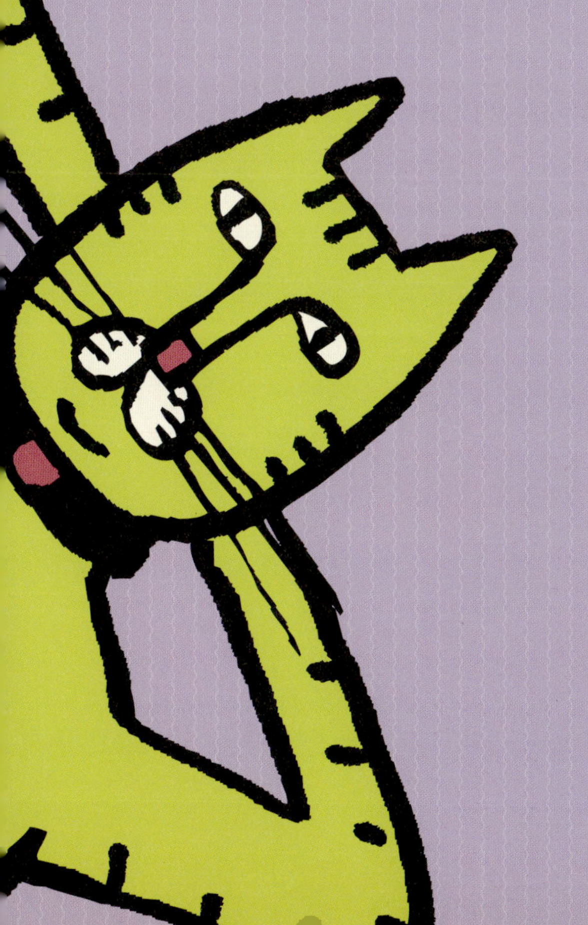

- 🐾 불면증
- 🐾 약한 위장
- 🐾 요통
- 🐾 잦은 두통
- 🐾 쉽게 초조해지는 성격

나무 자세

브룩샤아사나 Vrksasana

집중력 UP! 몸과 마음의 균형!

대지에 뿌리를 내리는 나무를 떠올리면서 균형을 잡는 자세입니다.
균형 감각, 집중력을 길러 줍니다.
신체의 정중앙선을 곧게 바로잡아 주어 자세도 좋아집니다.

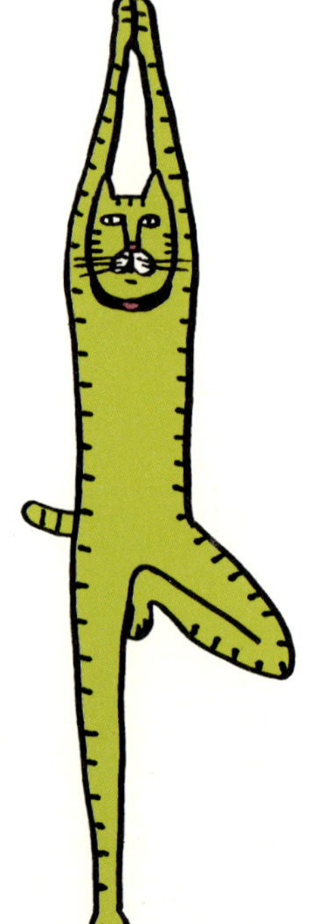

생각하지 말고
느끼라옹!

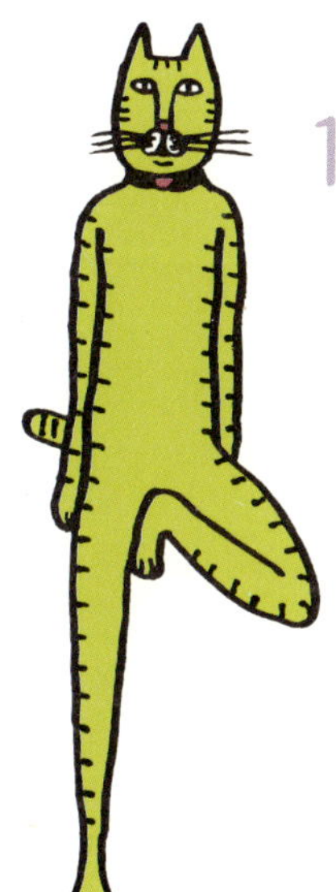

1. 산 자세(8쪽)에서 발바닥에 의식을 집중하고 하반신을 안정시킨다. 왼손으로 왼발을 잡아 최대한 올려서 왼쪽 발바닥을 오른쪽 허벅지에 댄다.

엄지발가락과 허벅지 안쪽에 힘을 준다.

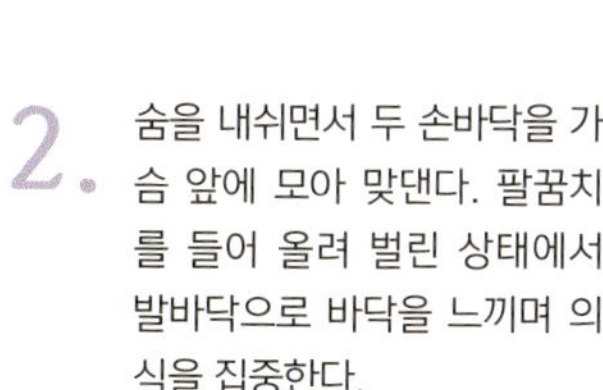
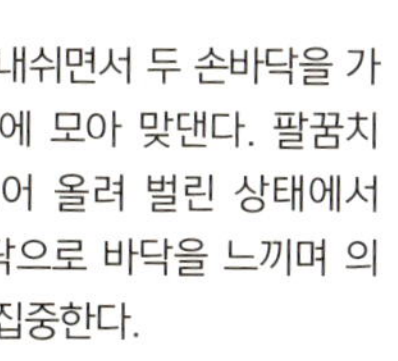

2. 숨을 내쉬면서 두 손바닥을 가슴 앞에 모아 맞댄다. 팔꿈치를 들어 올려 벌린 상태에서 발바닥으로 바닥을 느끼며 의식을 집중한다.

3. 숨을 들이마시고 두 손을 천장을 향하여 똑바로 올린 다음, 숨을 내쉬면서 단전을 당긴다는 생각으로 등을 쭉 편다. 허공의 한 점을 바라보고 의식을 집중한 상태로 다섯 번의 호흡을 유지한다. 좌우의 발을 바꾸어 반대쪽도 마찬가지로 실시한다.

발바닥 전체로 바닥을 미는 듯한 느낌을 가진다.

악어 자세

자타라 파리바르타나아사나 Jathara Parivarttanasana

등과 허리의 뻐근한 증상을 해소! 요통 해소!

다리를 기울여 허리를 비트는 동작으로 척추에 적절한 자극을 줍니다.
몸과 마음의 긴장을 완화시켜 안정감을 주는 효과가 있습니다.
변비 해소 효과도 높습니다.

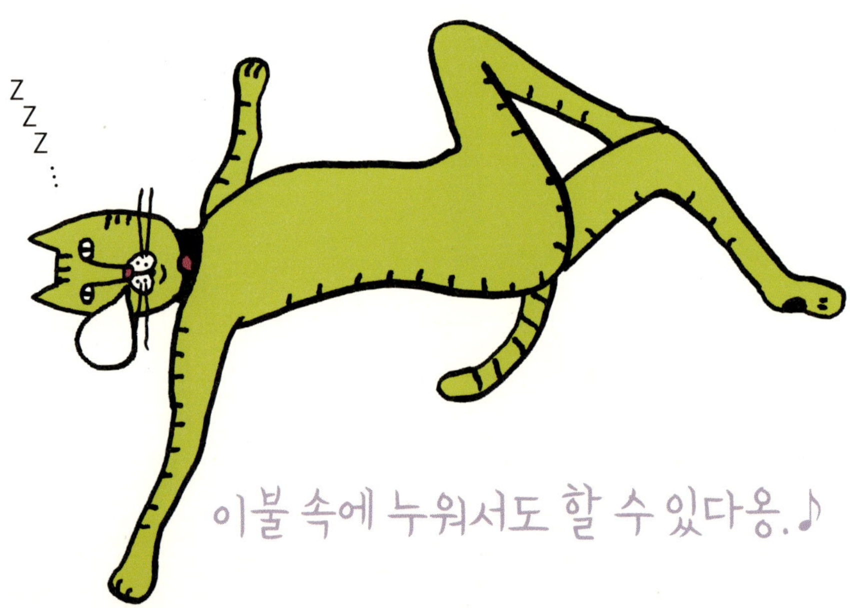

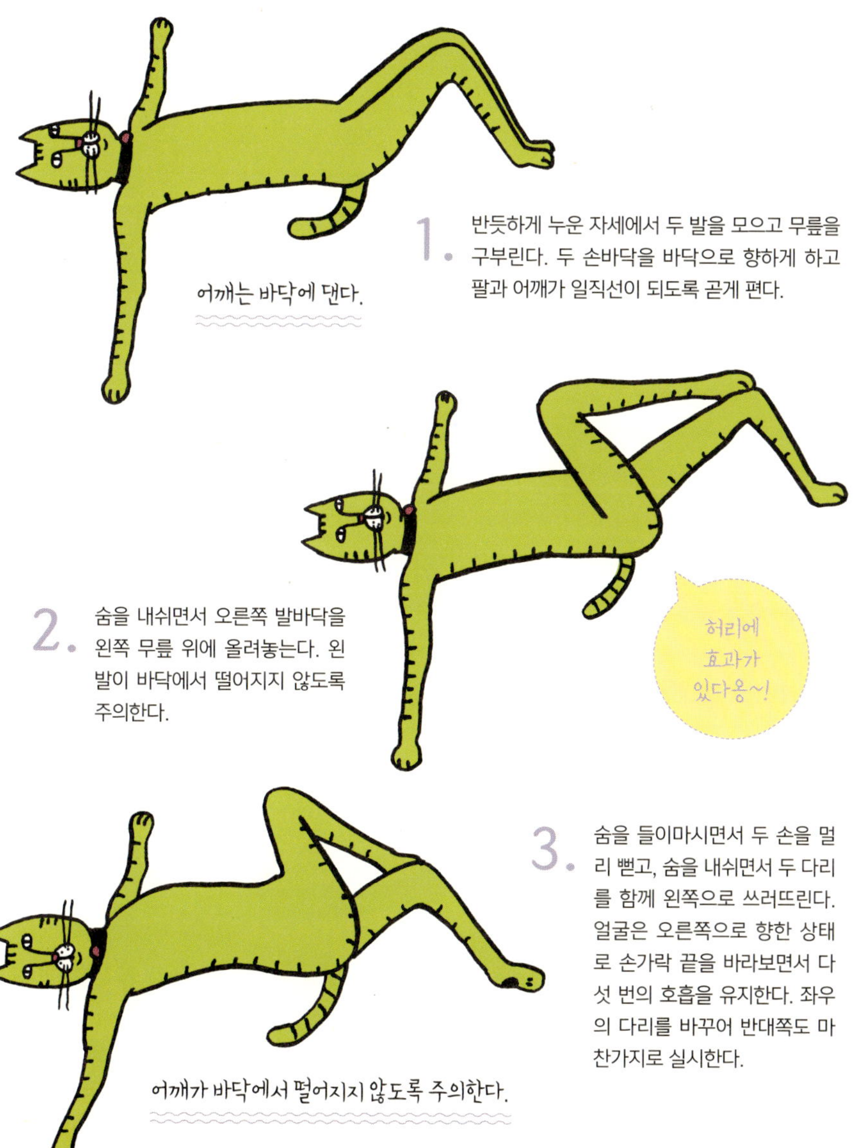

1. 반듯하게 누운 자세에서 두 발을 모으고 무릎을 구부린다. 두 손바닥을 바닥으로 향하게 하고 팔과 어깨가 일직선이 되도록 곧게 편다.

어깨는 바닥에 댄다.

2. 숨을 내쉬면서 오른쪽 발바닥을 왼쪽 무릎 위에 올려놓는다. 왼 발이 바닥에서 떨어지지 않도록 주의한다.

3. 숨을 들이마시면서 두 손을 멀리 뻗고, 숨을 내쉬면서 두 다리를 함께 왼쪽으로 쓰러뜨린다. 얼굴은 오른쪽으로 향한 상태로 손가락 끝을 바라보면서 다섯 번의 호흡을 유지한다. 좌우의 다리를 바꾸어 반대쪽도 마찬가지로 실시한다.

어깨가 바닥에서 떨어지지 않도록 주의한다.

메뚜기 자세

살라바아사나 Salabhasana

부기 해소! 등을 탄탄하게!

혈액이나 림프의 흐름을 원활하게 하고 부기를 없애 줍니다.
엉덩이, 허벅지를 중심으로 하반신 전체에 작용하여 몸속에 쌓인 노폐물의 배출을 촉진합니다.
등, 양팔의 군살 제거에도 효과가 좋습니다.

부기를 빼려면
메뚜기가 점프하듯!

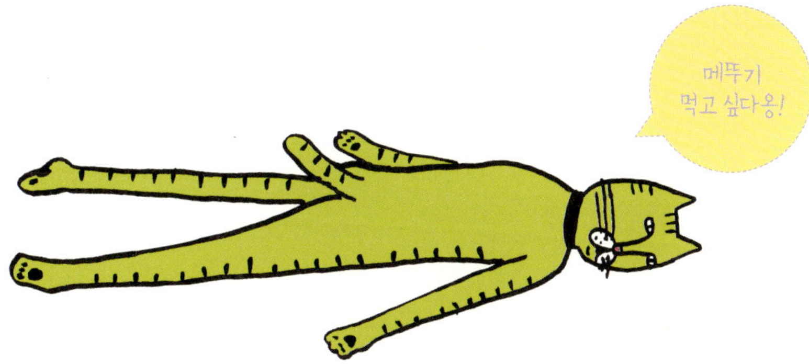

1. 온몸의 힘을 쭉 빼고 엎드린 상태로 숨을 편하게 내쉬며
호흡을 정돈한다.

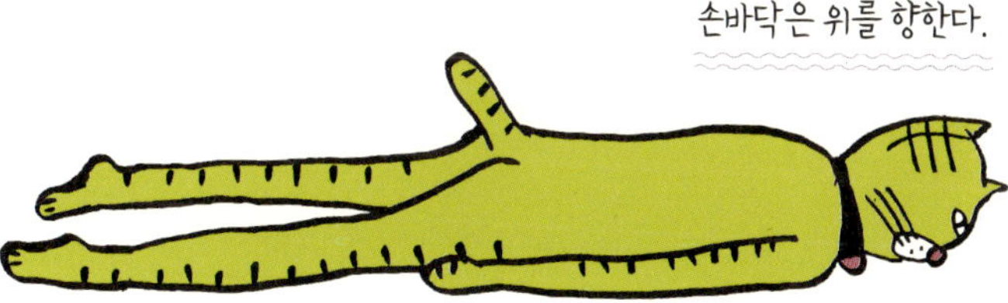

2. 발을 허리 폭 정도로 벌리고 팔을 몸에 댄 상태에서 쭉 뻗어 견갑골을
모은다. 숨을 들이마시면서 턱, 가슴, 두 팔을 천천히 들어 올린다.

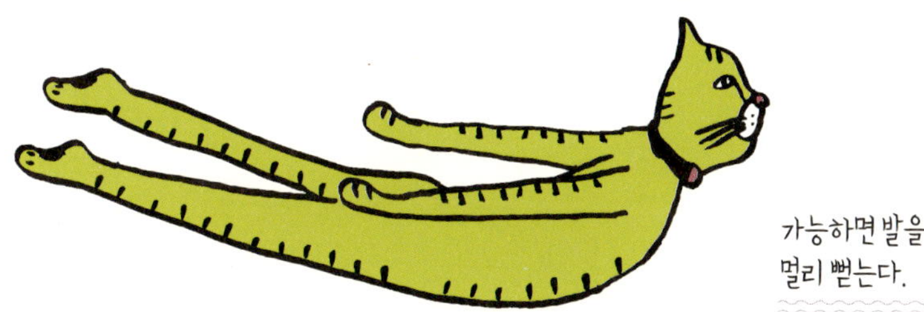

3. 상체는 그대로 둔 채, 숨을 내쉬면서 단전을 중심으로 허벅지 부분부터
두 다리를 들어 올린다. 그 상태에서 눈은 천장을 바라보며 다섯 번의
호흡을 유지한다.

엉거주춤 자세

오리지널 포즈 Original pose

장의 활동을 활발하게! 복부에는 탄력을!

다리와 허리의 근육을 강화하는 데에 가장 적합한 자세입니다.
옆구리를 기분 좋게 늘이는 동작으로 인해 날씬한 허리를 만들고 장의 활동을 활발하게 하는
효과를 얻습니다. 탄탄한 신체의 토대를 만드는 자세입니다.

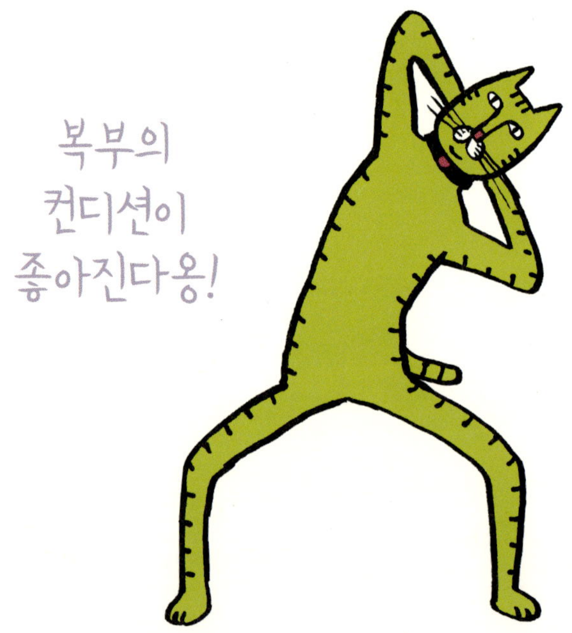

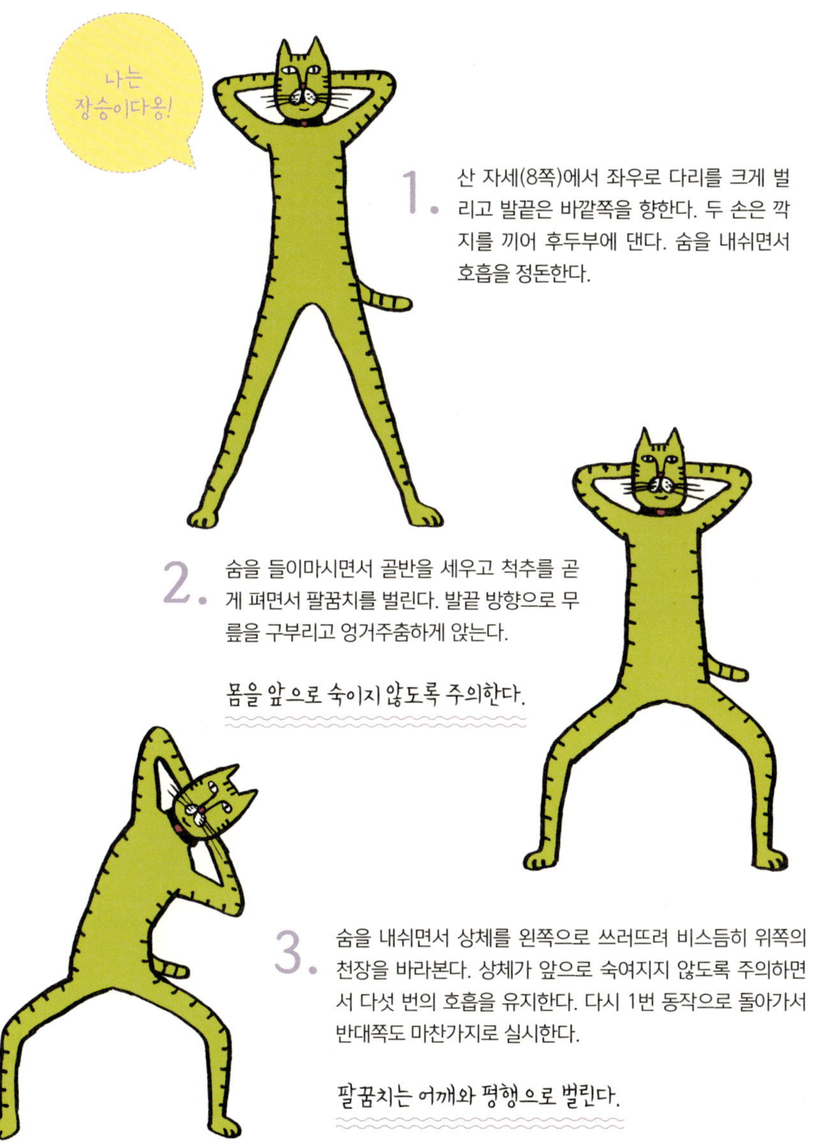

1. 산 자세(8쪽)에서 좌우로 다리를 크게 벌리고 발끝은 바깥쪽을 향한다. 두 손은 깍지를 끼어 후두부에 댄다. 숨을 내쉬면서 호흡을 정돈한다.

2. 숨을 들이마시면서 골반을 세우고 척추를 곧게 펴면서 팔꿈치를 벌린다. 발끝 방향으로 무릎을 구부리고 엉거주춤하게 앉는다.

몸을 앞으로 숙이지 않도록 주의한다.

3. 숨을 내쉬면서 상체를 왼쪽으로 쓰러뜨려 비스듬히 위쪽의 천장을 바라본다. 상체가 앞으로 숙여지지 않도록 주의하면서 다섯 번의 호흡을 유지한다. 다시 1번 동작으로 돌아가서 반대쪽도 마찬가지로 실시한다.

팔꿈치는 어깨와 평행으로 벌린다.

물고기 자세

마츠야아사나 Matsyasana

불면증 개선 · 두뇌의 피로 해소 · 호흡기 계통을 원활하게!

가슴을 크게 벌리는 동작을 통하여 호흡이 깊어지기 때문에 스트레스나 자율신경의 이상 현상이
개선됩니다. 머리, 목 주변의 긴장을 풀어 주어 두뇌로 가는 혈액의 순환이 좋아집니다.
불면증을 개선하고, 면역력을 높이는 데 효과가 있습니다.

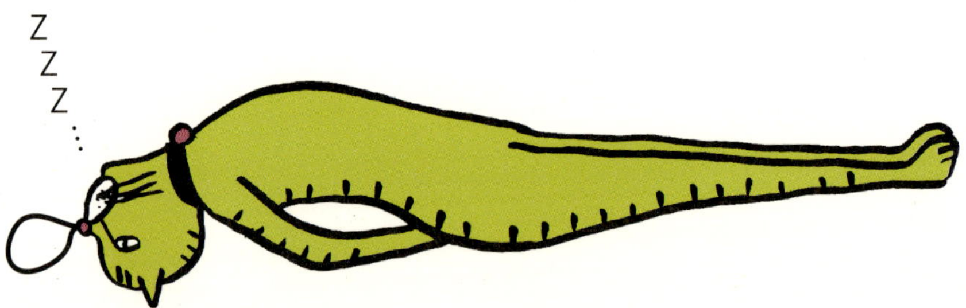

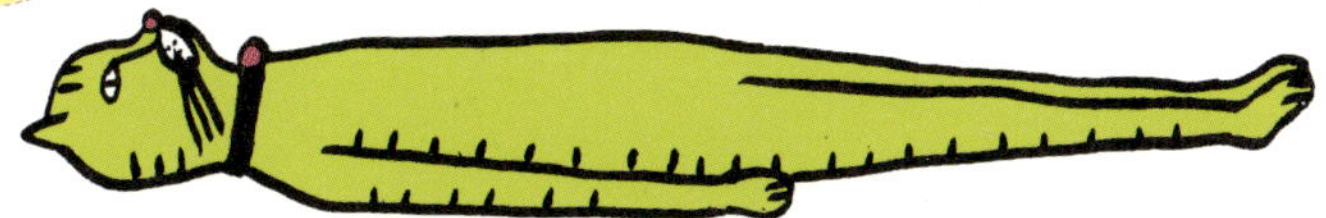

1. 반듯하게 누운 자세에서 두 발을 모아 곧게 펴고 두 팔을 옆구리에 댄다. 손바닥은 바닥 쪽으로 향한다. 몸속의 숨을 내쉬면서 호흡을 정돈한다.

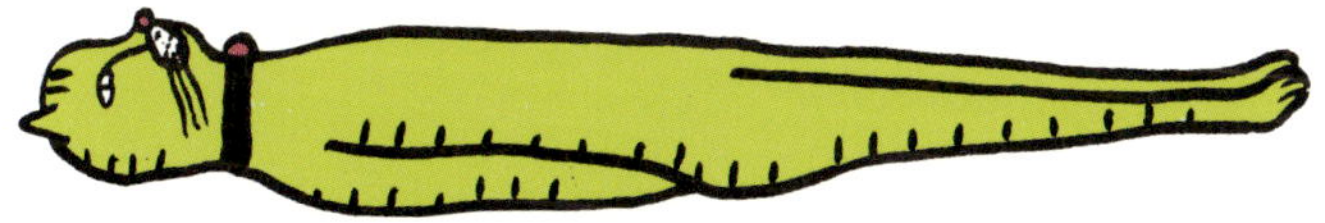

2. 숨을 내쉬면서 손을 엉덩이 밑으로 넣어 엉덩이가 손등 위에 얹히도록 한다.

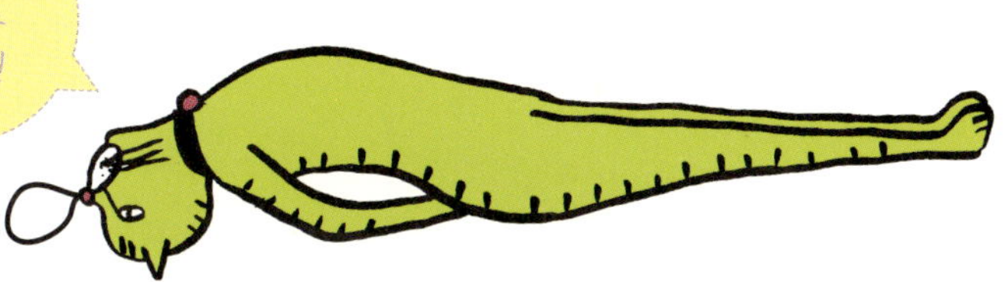

3. 숨을 들이마시면서 팔꿈치로 바닥을 누르고 머리를 들어 올려 몸이 발끝까지 곧게 펴져 있다는 사실을 눈으로 확인한 다음 턱을 들어 정수리를 바닥에 댄다. 숨을 내쉬면서 발끝을 세우고 다섯 번의 호흡을 유지한다.

가슴은 천장을 향해 들어 올린다.

영웅 자세

비라바드라아사나 Virabhadrasana

우울 · 불안감 완화! 다리와 허리 근육 강화!

온몸의 근육과 관절을 크게 움직여 혈액 순환을 촉진시키고
신진대사를 높여 주는 효과가 있습니다.
하반신을 강화하는 효과도 있고 엉덩이, 허벅지의 탄력에도 좋습니다.

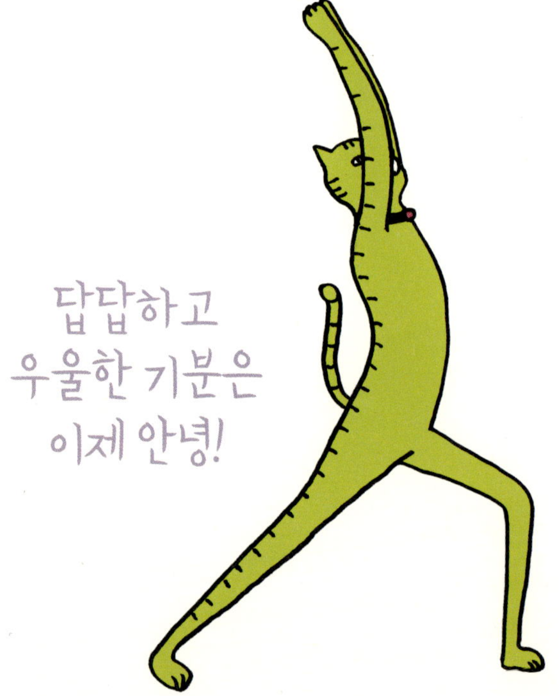

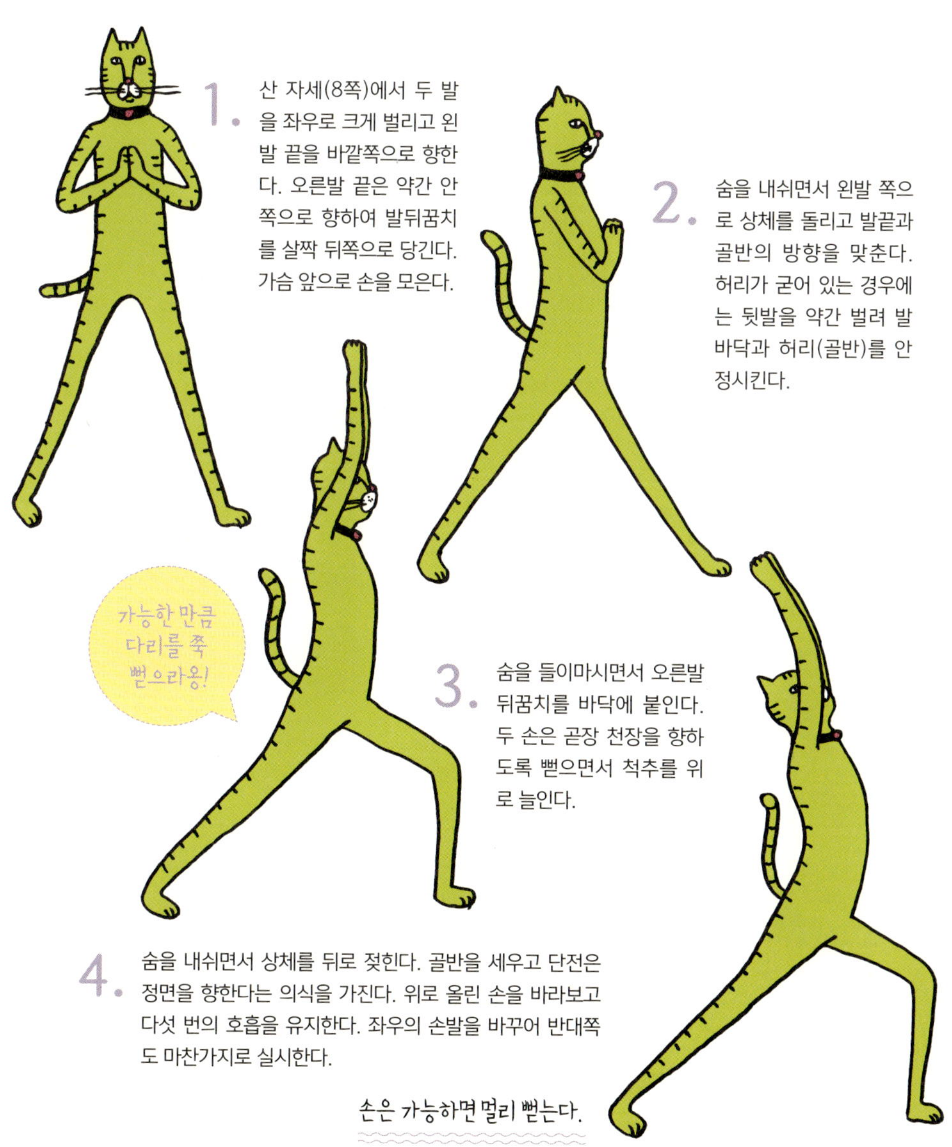

1. 산 자세(8쪽)에서 두 발을 좌우로 크게 벌리고 왼발 끝을 바깥쪽으로 향한다. 오른발 끝은 약간 안쪽으로 향하여 발뒤꿈치를 살짝 뒤쪽으로 당긴다. 가슴 앞으로 손을 모은다.

2. 숨을 내쉬면서 왼발 쪽으로 상체를 돌리고 발끝과 골반의 방향을 맞춘다. 허리가 굳어 있는 경우에는 뒷발을 약간 벌려 발바닥과 허리(골반)를 안정시킨다.

3. 숨을 들이마시면서 오른발 뒤꿈치를 바닥에 붙인다. 두 손은 곧장 천장을 향하도록 뻗으면서 척추를 위로 늘인다.

4. 숨을 내쉬면서 상체를 뒤로 젖힌다. 골반을 세우고 단전은 정면을 향한다는 의식을 가진다. 위로 올린 손을 바라보고 다섯 번의 호흡을 유지한다. 좌우의 손발을 바꾸어 반대쪽도 마찬가지로 실시한다.

손은 가능하면 멀리 뻗는다.

도마뱀 자세

우탄 프리스타아사나 Utthan Pristhasana

틀어진 골반 교정! 비뇨기 계통의 활동을 원활하게!

혈액 순환과 배설을 촉진하는 자세입니다. 하복부와 서혜부를 신장시켜
비뇨기 계통의 순환을 돕고 변비나 부기를 개선해 줍니다.
골반 주변의 혈류를 촉진하여 부인과 계통의 질병에도 효과가 있습니다.

몸의 예민한
감각도
해결된다옹!

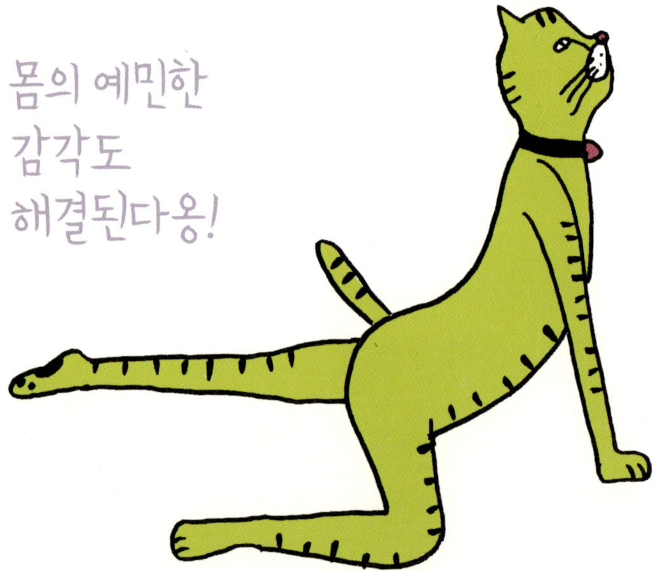

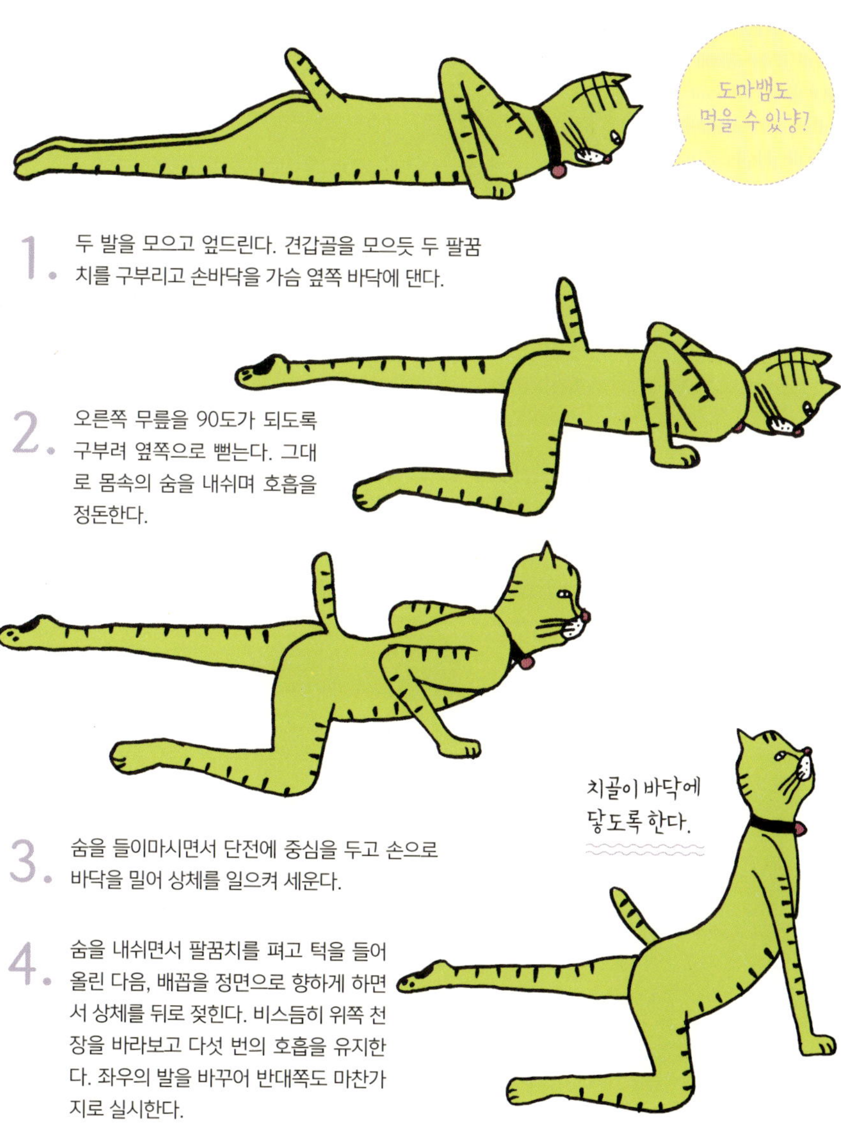

1. 두 발을 모으고 엎드린다. 견갑골을 모으듯 두 팔꿈치를 구부리고 손바닥을 가슴 옆쪽 바닥에 댄다.

2. 오른쪽 무릎을 90도가 되도록 구부려 옆쪽으로 뻗는다. 그대로 몸속의 숨을 내쉬며 호흡을 정돈한다.

3. 숨을 들이마시면서 단전에 중심을 두고 손으로 바닥을 밀어 상체를 일으켜 세운다.

4. 숨을 내쉬면서 팔꿈치를 펴고 턱을 들어 올린 다음, 배꼽을 정면으로 향하게 하면서 상체를 뒤로 젖힌다. 비스듬히 위쪽 천장을 바라보고 다섯 번의 호흡을 유지한다. 좌우의 발을 바꾸어 반대쪽도 마찬가지로 실시한다.

자벌레 자세

오리지널 포즈 Original pose

팔의 군살 제거! 호흡기 계통 강화 · 감기 예방!

두 팔로 몸을 지탱하는 자세입니다.
옆구리를 긴장시켜 두 팔의 탄력을 되찾는 효과가 있습니다.
턱을 드는 것에 의해 가슴이 열리기 때문에 호흡이 깊어지고 면역력도 높아집니다.

올겨울은
감기 안 걸릴 거라옹!

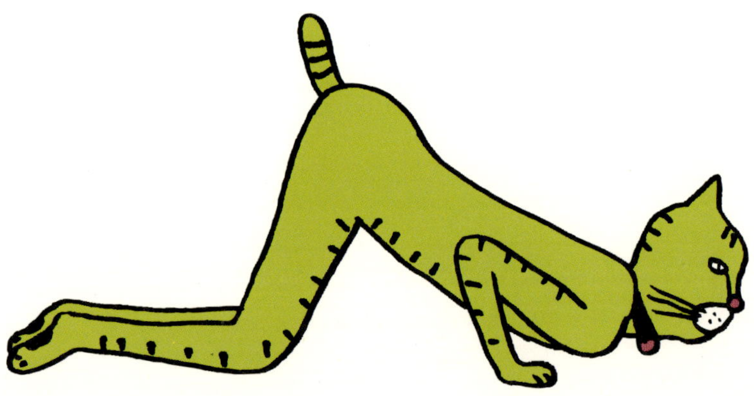

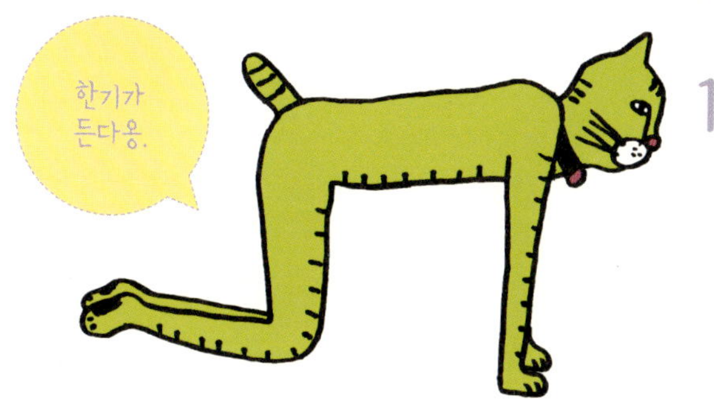

1. 금강 자세(11쪽)에서 시작한다. 무릎과 발끝을 모은 상태에서 엉덩이를 들고 어깨 아래에 손을 짚은 다음, 고관절 아래에 무릎이 오도록 하여 네 발로 기는 자세를 취한다.

손은 어깨 폭 정도로 벌린다.

2. 숨을 들이마시면서 팔꿈치를 구부려 상체를 낮추고 턱을 바닥에 댄다.

다리는 모은 상태여야 한다.

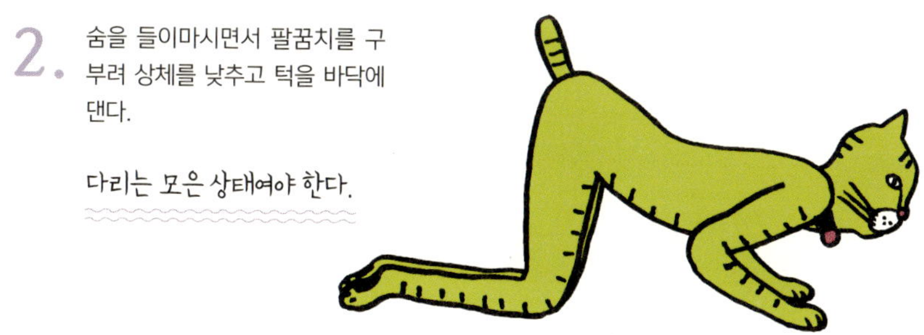

3. 숨을 내쉬면서 옆구리와 팔꿈치를 붙여 견갑골을 모으고 바닥을 훑듯 상체를 앞쪽으로 미끄러뜨린다. 턱을 내밀어 앞을 바라본 상태에서 다섯 번의 호흡을 유지한다. 어려운 경우에는 턱을 바닥에 대고 있어도 괜찮다.

턱은 바닥에 닿을 듯 말 듯한 상태를 유지한다.

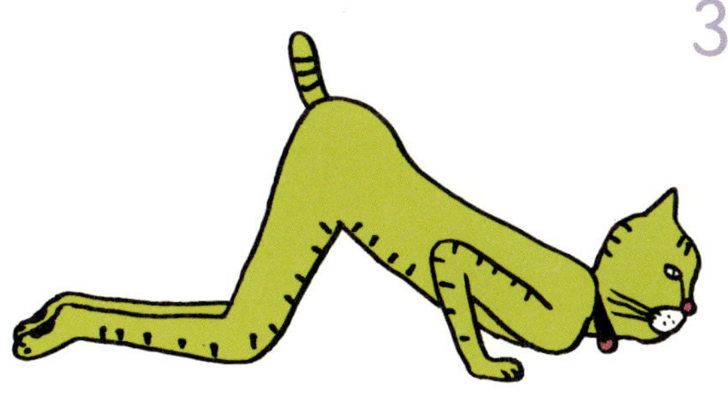

☙ 조금은 안타까운 이야기라옹 ☙

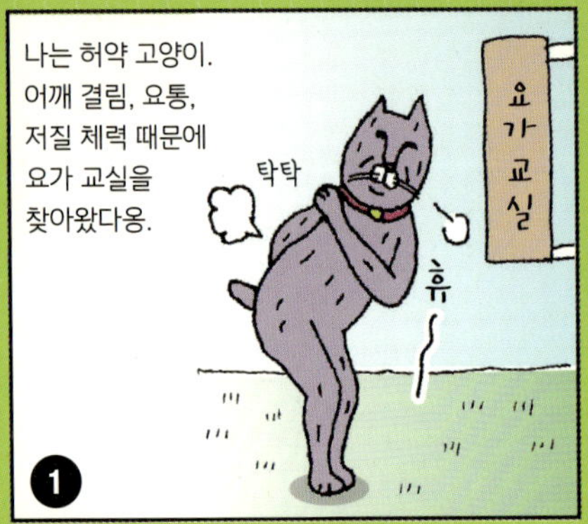

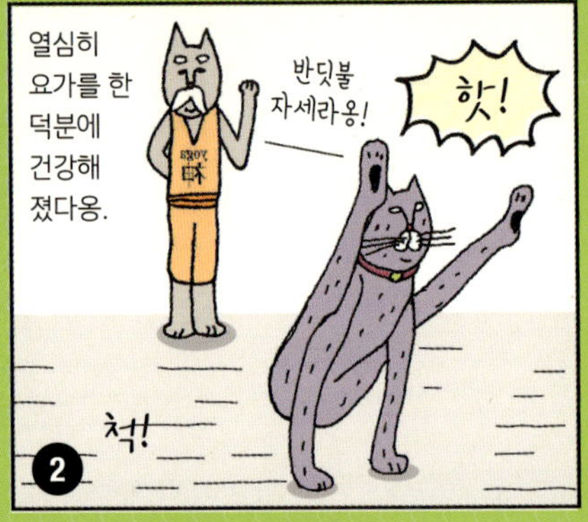

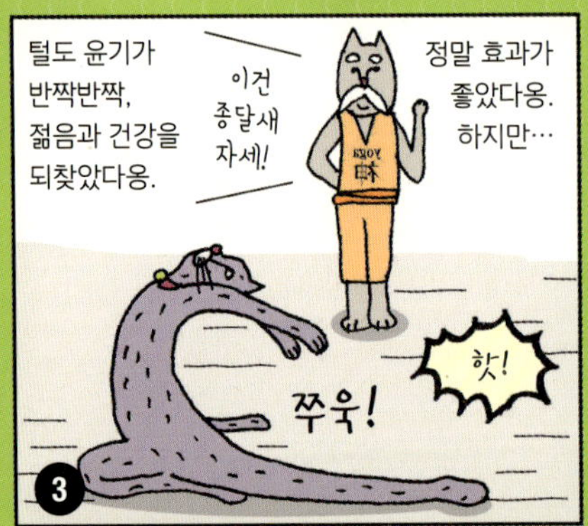

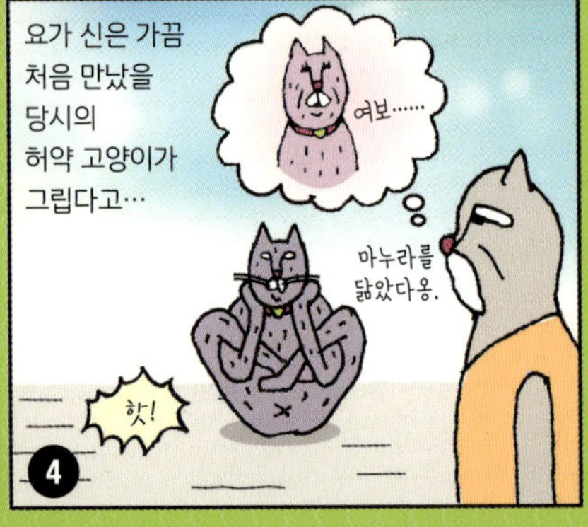

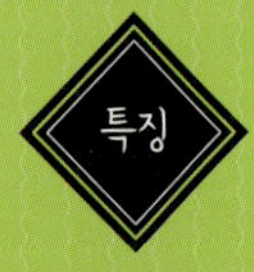

나이가
들어 보임.

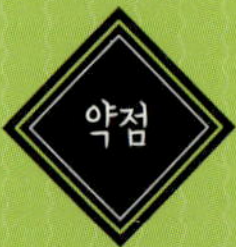

활동적인 일을
싫어함.

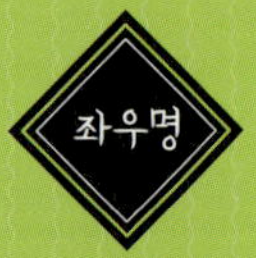

건강이
제일이다.

허약 고양이

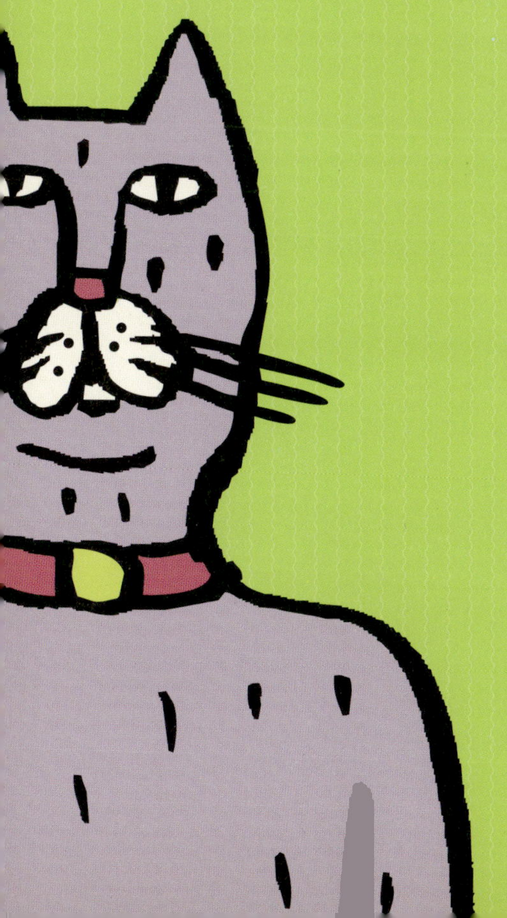

🐾 어깨 결림
🐾 다리와 허리가 약함
🐾 저질 체력
🐾 신진대사가 원활하지 않음
🐾 잘 붓는 편
🐾 털에 윤기가 없음

종달새 자세

차타카아사나

부인과 계통 문제 해소! 갱년기 장애 개선!

서혜부의 림프와 혈액의 흐름을 촉진하여 생리통을 비롯한 부인과 계통의 문제를 해소합니다.
여성 호르몬을 활성화하며 냉한 체질을 개선하고, 골반 교정 효과도 있습니다.

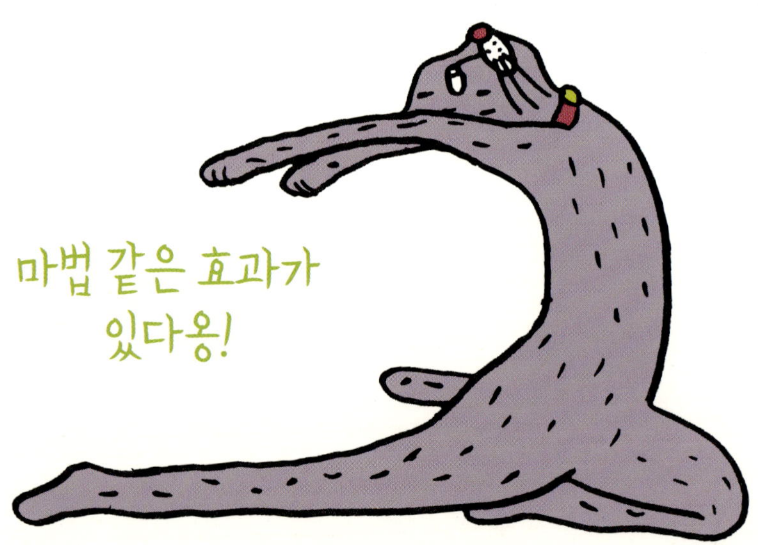

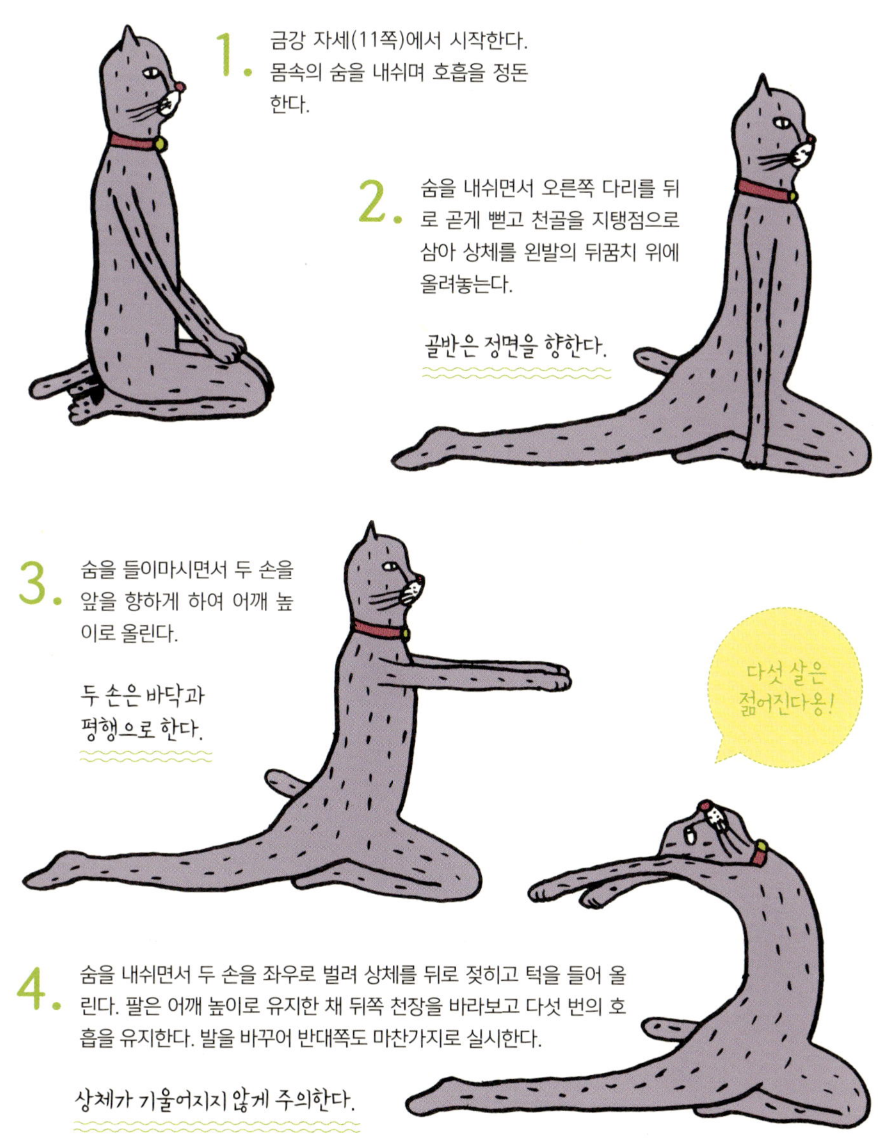

1. 금강 자세(11쪽)에서 시작한다. 몸속의 숨을 내쉬며 호흡을 정돈한다.

2. 숨을 내쉬면서 오른쪽 다리를 뒤로 곧게 뻗고 천골을 지탱점으로 삼아 상체를 왼발의 뒤꿈치 위에 올려놓는다.

골반은 정면을 향한다.

3. 숨을 들이마시면서 두 손을 앞을 향하게 하여 어깨 높이로 올린다.

두 손은 바닥과 평행으로 한다.

4. 숨을 내쉬면서 두 손을 좌우로 벌려 상체를 뒤로 젖히고 턱을 들어 올린다. 팔은 어깨 높이로 유지한 채 뒤쪽 천장을 바라보고 다섯 번의 호흡을 유지한다. 발을 바꾸어 반대쪽도 마찬가지로 실시한다.

상체가 기울어지지 않게 주의한다.

독수리 자세

가루다아사나 Garudasana

다리와 허리 강화! 균형 감각 UP!

다리와 팔을 얽어 균형을 잡는 자세입니다.
먹잇감을 노리는 독수리처럼 손가락 끝에 시선을 집중합니다. 집중력이 높아지고
견갑골의 유연성이 좋아지며 어깨의 뭉친 근육을 풀어 주는 효과가 있습니다.

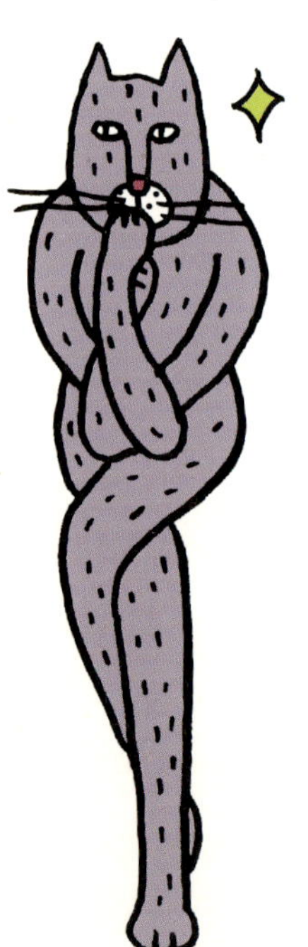

사냥을 하는
독수리처럼
손가락 끝에
집중하라옹!

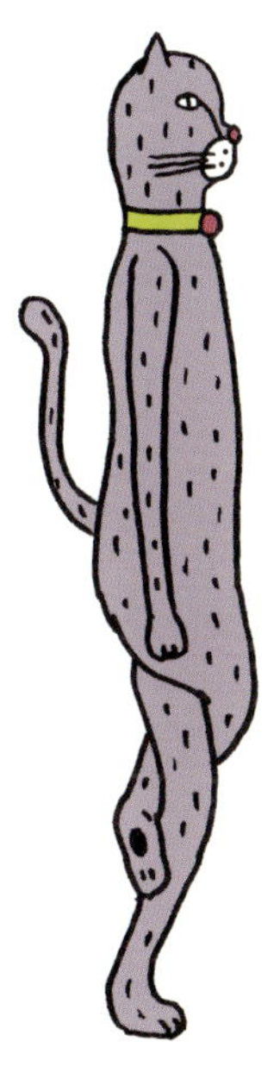

1. 산 자세(8쪽)에서 시작한다. 숨을 들이마시면서 무릎을 가볍게 구부리고 오른발을 들어 왼쪽 다리 허벅지에서 종아리로 돌려 마치 오른쪽 다리로 왼쪽 다리를 감는 것처럼 얽는다.

왼쪽 발바닥에 의식을 집중한다.

2. 숨을 내쉬면서 왼쪽 무릎을 구부리고 오른손을 왼쪽 위팔 아래로 넣어 휘감듯 돌려서 두 손을 맞잡는다. 숨을 들이마시면서 엄지손가락을 얼굴 쪽으로 향하게 한다.

3. 숨을 내쉬면서 얽힌 팔의 손끝이 천장을 향하게 하고 상체를 약간 앞으로 기울인 다음, 손가락 끝을 바라보고 다섯 번의 호흡을 유지한다. 손발을 바꾸어 반대쪽도 마찬가지로 실시한다. 어려운 경우, 상체를 앞으로 기울이는 동작은 생략해도 괜찮다.

마주 잡은 손은 몸의 중심선에 맞춘다.

두루미 자세

바카아사나 Bakasana

어깨, 팔, 손목 강화! 호흡기 계통 순환 촉진!

'바카'는 '두루미'를 의미합니다. 손가락을 쫙 벌린 손은 두루미의 발을, 발끝을 모은 다리는
두루미의 날개를 표현합니다. 양팔로 몸을 지탱하고 균형을 잡는 자세로 집중력을 높여 줍니다.
양팔의 군살 제거에도 효과 만점입니다.

이걸 할 수 있으면
당신도 요가 신이다옹!

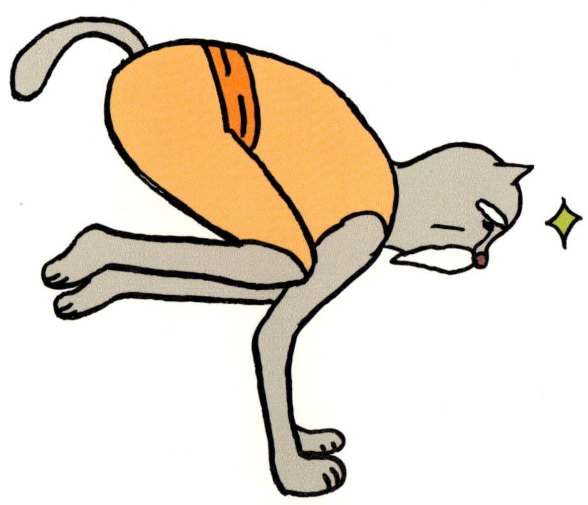

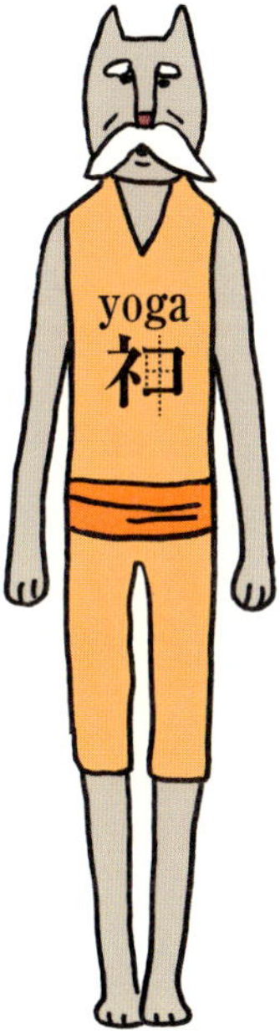

1. 산 자세(8쪽)에서 시작한다.
천천히 쪼그려 앉는다.

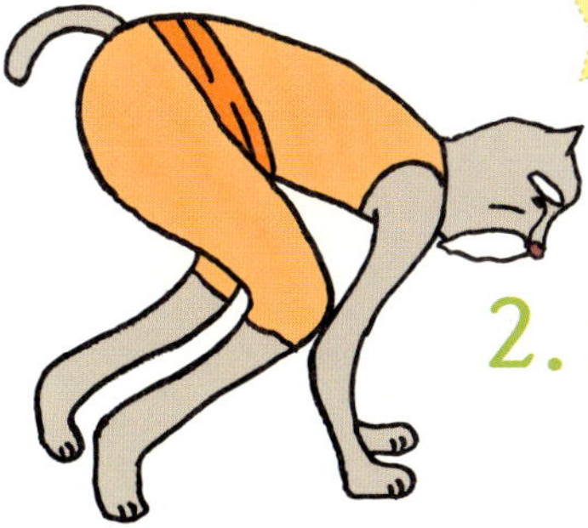

2. 숨을 내쉬면서 어깨 바로 아래의 바닥을 손으로 짚고 다섯 개의 손가락을 활짝 펼친다. 발뒤꿈치를 들어 상체를 앞으로 쓰러뜨리고 무릎을 구부려 두 팔에 각각 올려 놓는다.

3. 숨을 내쉬면서 손바닥으로 체중을 이동시키고 몸을 더욱 앞으로 기울인다. 발을 들어 올려 균형을 잡고 앞을 바라본 상태에서 다섯 번의 호흡을 유지한다.

발은 바닥에서 띄운다.

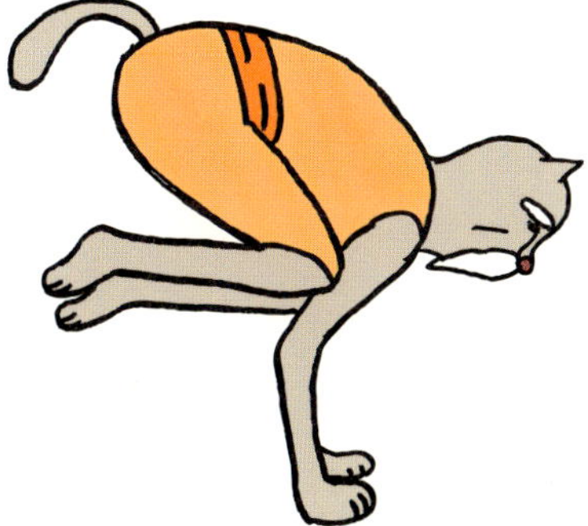

소 머리 자세

고무카아사나 Gomukhasana

바스트 UP! 굽은 등 개선! 뭉친 어깨 근육 해소!

견갑골의 변형을 개선하고 등과 목, 어깨 주변의 혈액 순환을 도와주기 때문에
어깨의 뭉친 근육과 굽은 등을 개선하는 데에 효과적입니다.
대흉근을 크게 열어 주는 자세는 바스트 업 효과도 있습니다.

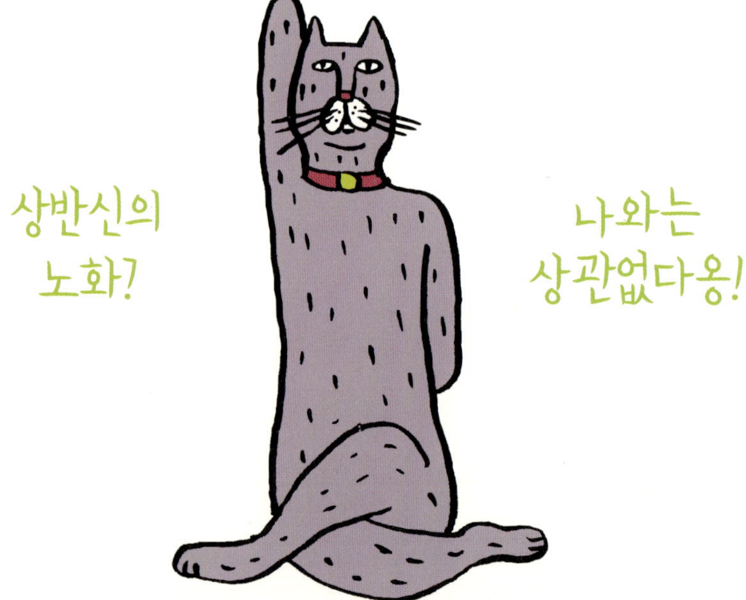

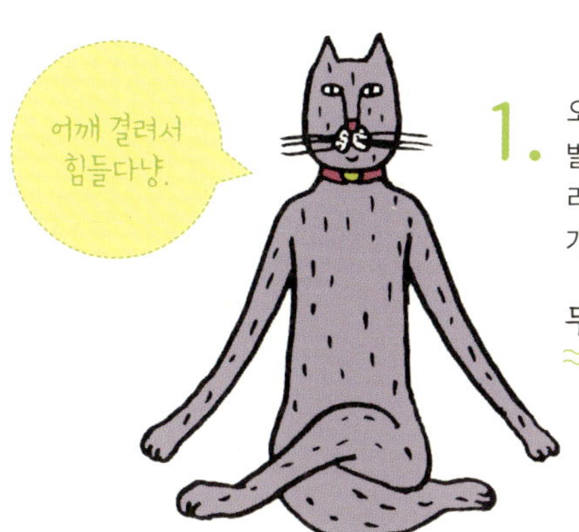

1. 오른쪽 다리를 구부려 최대한 엉덩이 옆에 발뒤꿈치를 붙인다. 왼쪽 다리를 오른쪽 다리와 교차시켜 마찬가지로 구부린다. 엉덩이가 바닥에서 뜨지 않도록 주의한다.

두 무릎이 몸의 중심에 와야 한다.

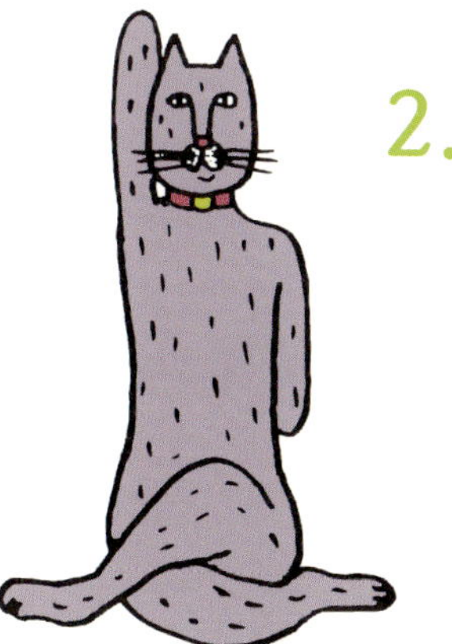

2. 숨을 들이마시면서 오른손을 단전에서부터 위쪽으로 쭉 뻗는다. 엉덩이를 바닥에 붙인 채 척추를 위로 끌어올린다.

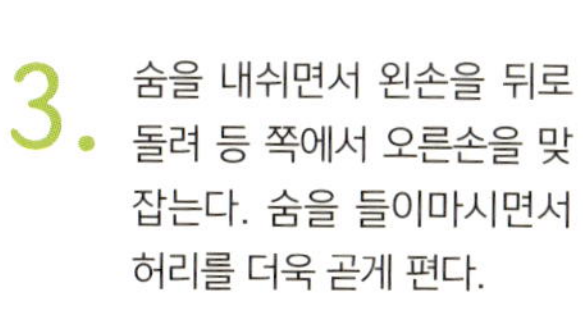

3. 숨을 내쉬면서 왼손을 뒤로 돌려 등 쪽에서 오른손을 맞잡는다. 숨을 들이마시면서 허리를 더욱 곧게 편다.

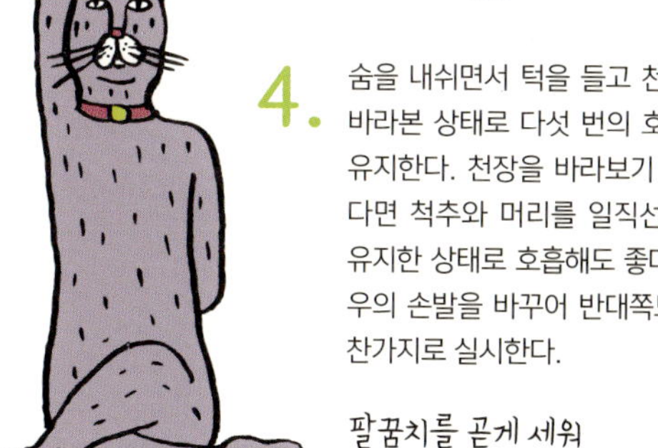

4. 숨을 내쉬면서 턱을 들고 천장을 바라본 상태로 다섯 번의 호흡을 유지한다. 천장을 바라보기 어렵다면 척추와 머리를 일직선으로 유지한 상태로 호흡해도 좋다. 좌우의 손발을 바꾸어 반대쪽도 마찬가지로 실시한다.

팔꿈치를 곧게 세워 천장을 향하게 한다.

자궁 속 태아 자세

가르바 핀다아사나 Garba Pindasana

자율신경의 활동 촉진! 불면증 해소!

난이도가 높은 자세입니다. 연꽃 자세(10쪽)를 마스터한 뒤에 도전해 봅니다.
무리해서 다리를 꼬거나 손을 다리 사이에 넣지 않도록 주의합니다.

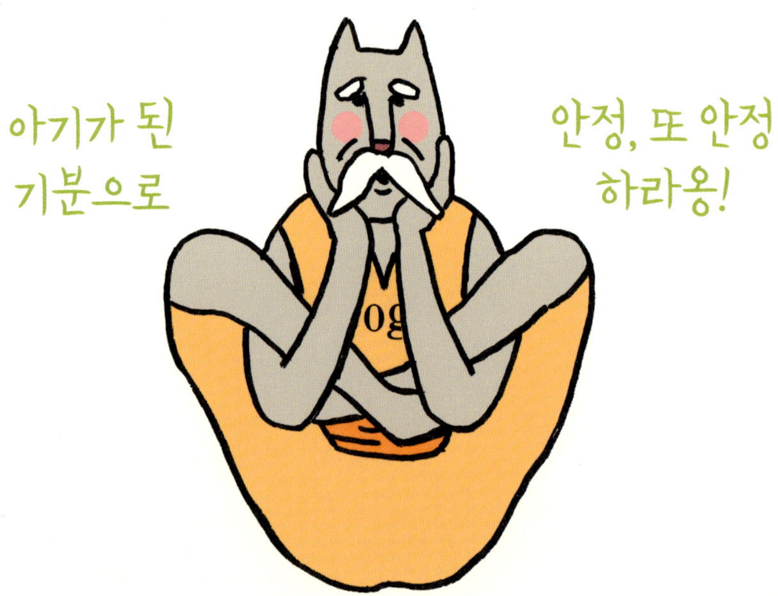

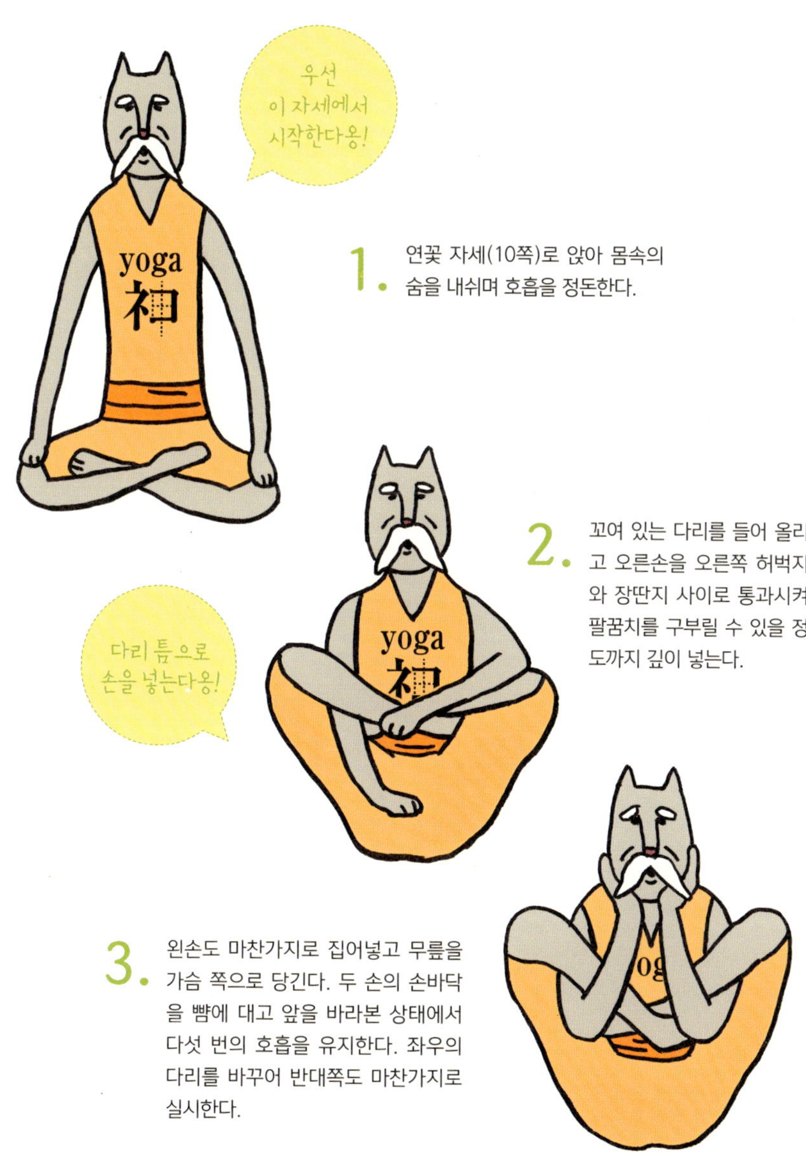

1. 연꽃 자세(10쪽)로 앉아 몸속의
   숨을 내쉬며 호흡을 정돈한다.

2. 꼬여 있는 다리를 들어 올리
   고 오른손을 오른쪽 허벅지
   와 장딴지 사이로 통과시켜
   팔꿈치를 구부릴 수 있을 정
   도까지 깊이 넣는다.

3. 왼손도 마찬가지로 집어넣고 무릎을
   가슴 쪽으로 당긴다. 두 손의 손바닥
   을 뺨에 대고 앞을 바라본 상태에서
   다섯 번의 호흡을 유지한다. 좌우의
   다리를 바꾸어 반대쪽도 마찬가지로
   실시한다.

어깨 서기 자세

사르방가아사나 Sarvangasana

장의 피로를 해소! 다리의 부종 개선!

다리를 천장 쪽으로 향하게 하여, 아래쪽으로 처져 압박당하기 쉬운
내장의 피로를 제거하고 자율신경을 조정합니다. 다리에 몰린 피, 림프, 피로 물질 등을
역회전시키기 때문에 하반신의 부종에도 효과적입니다.

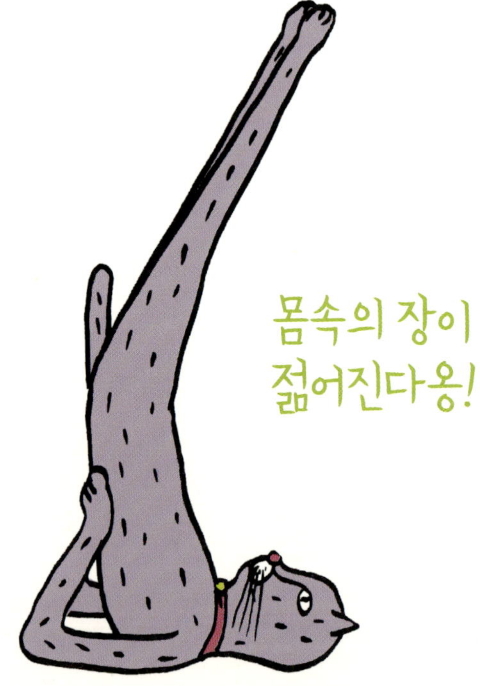

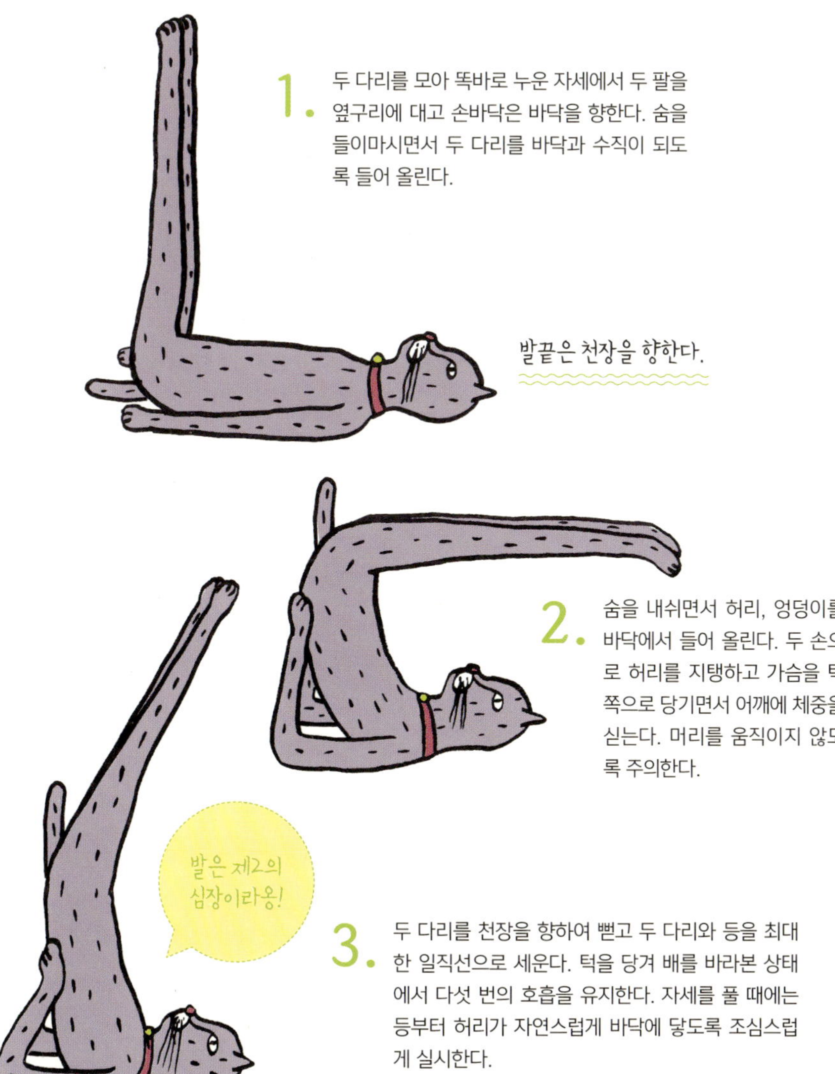

1. 두 다리를 모아 똑바로 누운 자세에서 두 팔을 옆구리에 대고 손바닥은 바닥을 향한다. 숨을 들이마시면서 두 다리를 바닥과 수직이 되도록 들어 올린다.

2. 숨을 내쉬면서 허리, 엉덩이를 바닥에서 들어 올린다. 두 손으로 허리를 지탱하고 가슴을 턱 쪽으로 당기면서 어깨에 체중을 싣는다. 머리를 움직이지 않도록 주의한다.

3. 두 다리를 천장을 향하여 뻗고 두 다리와 등을 최대한 일직선으로 세운다. 턱을 당겨 배를 바라본 상태에서 다섯 번의 호흡을 유지한다. 자세를 풀 때에는 등부터 허리가 자연스럽게 바닥에 닿도록 조심스럽게 실시한다.

반딧불 자세

티티바아사나 Tittibhasana

신진대사 UP · 체력 강화 · 손목과 어깨 강화!

두 다리를 들어 올려 팔에 체중을 싣고 균형을 잡습니다.
어려운 자세이기 때문에 처음에는 한쪽 다리씩 뻗어 봅니다.
면역력을 끌어올리는 데도 효과적입니다.

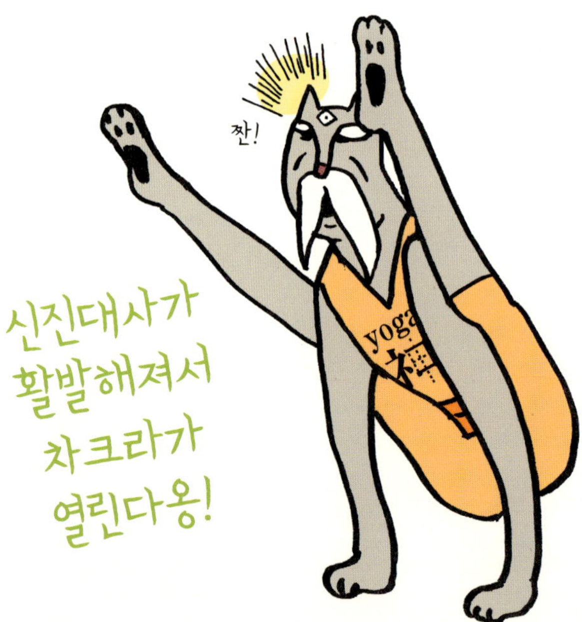

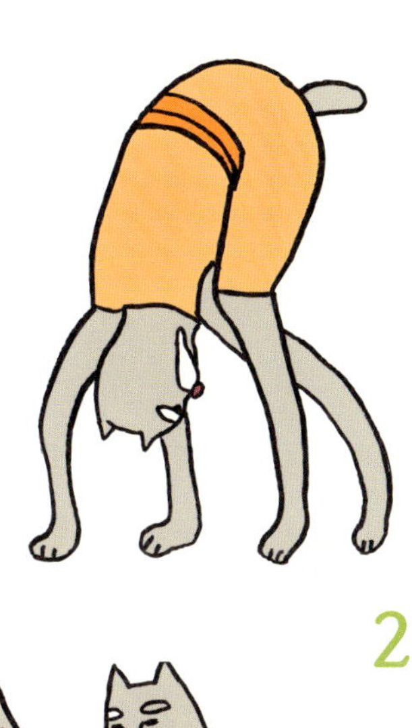

1. 두 발을 어깨 폭 정도로 좌우로 벌리고 서서 무릎을 구부려 몸을 앞으로 숙인다. 왼팔을 다리 사이에 넣어 왼쪽 무릎 뒤에 어깨를 고정시킨 다음에 왼쪽 발뒤꿈치의 바깥쪽에 왼손을 놓는다.

2. 마찬가지로 오른팔도 다리 사이로 넣어 오른쪽 무릎 뒤에 어깨를 고정시키고 오른쪽 발뒤꿈치의 바깥쪽에 오른손을 놓는다.

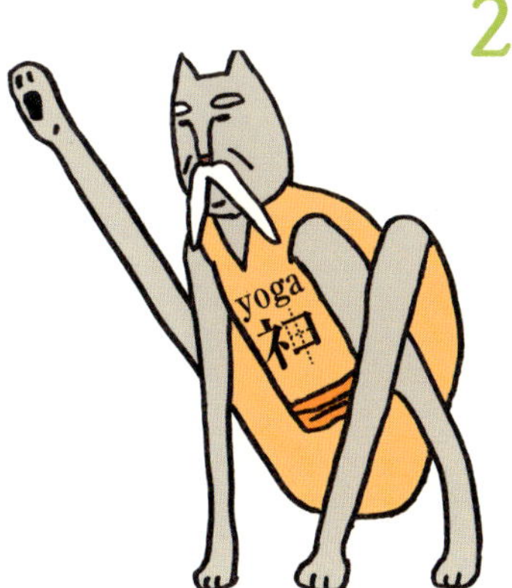

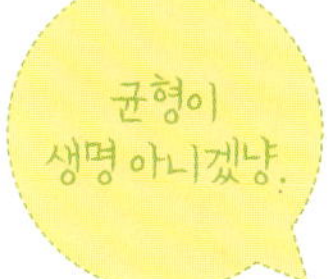

꼬리뼈를 아래쪽으로
내린다고 생각한다.

3. 중심을 단전에 두고 숨을 들이마시면서 한쪽 발씩 바닥에서 띄운다.

4. 숨을 내쉬면서 무릎을 뻗고 정면을 바라본 상태에서 다섯 번의 호흡을 유지한다.

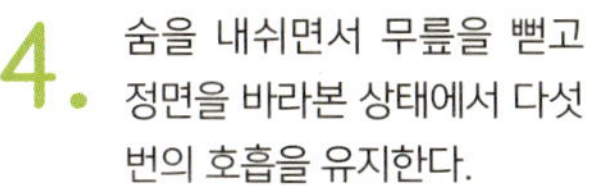

비둘기 자세

카포타아사나 Kapotasana

비틀린 골반 교정! 허리 주변의 혈액 순환을 촉진!

허리, 가슴을 열어 신체의 라인을 아름답게 만들어 주는 자세입니다.
골반의 비틀림을 교정하고 허리의 군살을 제거해 주며 허리 주변의 혈액 순환을
원활하게 만들어 줍니다. 여성 질환 예방에도 효과 만점입니다.

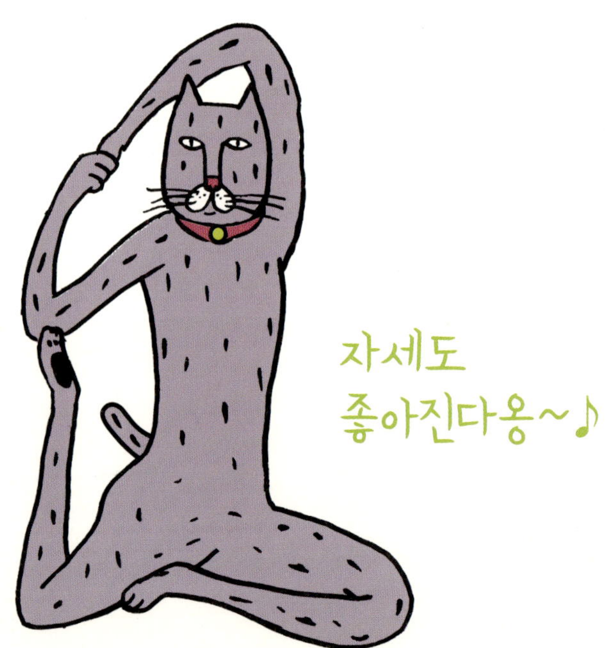

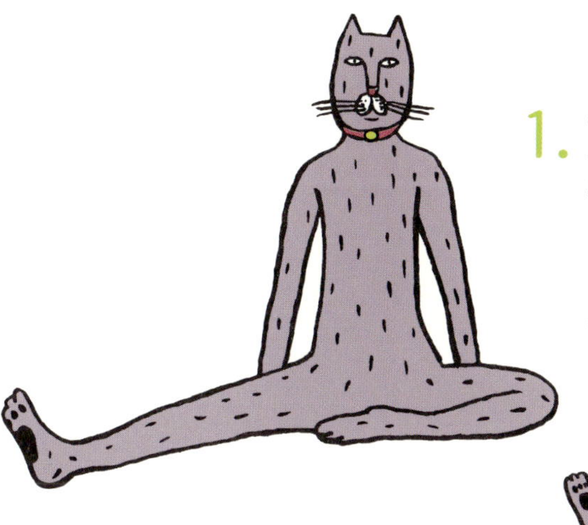

1. 두 다리를 양쪽으로 뻗고 앉아 왼쪽 다리를 구부려 발뒤꿈치를 치골 쪽으로 당긴다.

좌우 고관절의 각도는 똑같이 유지한다.

2. 오른쪽 발을 등 뒤로 돌리듯 구부려 허벅지 앞쪽을 바닥에 댄다. 오른쪽 팔꿈치로 발끝을 잡는다.

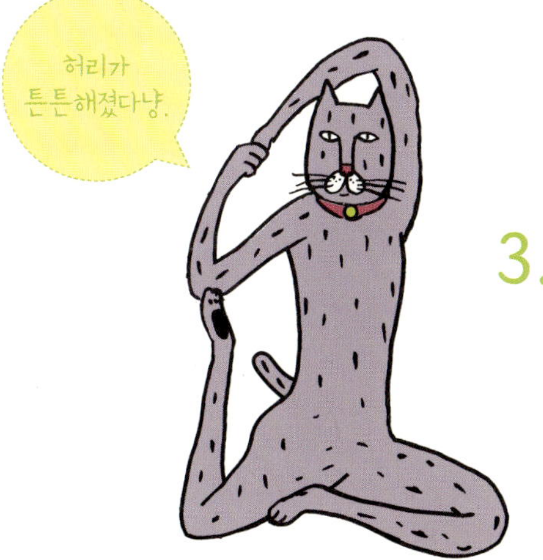

3. 숨을 들이마시면서 왼손을 머리 뒤쪽으로 돌려 오른쪽 다리를 지탱하고 있는 오른손과 맞잡는다. 숨을 내쉬면서 왼쪽 팔꿈치가 천장을 향하게 한 상태에서 다섯 번의 호흡을 유지한다. 좌우의 손발을 바꾸어 반대쪽도 마찬가지로 실시한다.

가슴을 끌어올린다고 생각한다.

요가 신이 말해 주는 요가 이야기

인간은 오랜 옛날부터 자신의 몸과 마음을 상대로 대화를 나누며 살아왔습니다. 요가가 탄생한 때를 세계 4대 문명의 하나인 인더스 문명 시기로 추정합니다. 인더스 문명을 대표하는 '모헨조다로'의 유적에서 다리를 꼬고 앉아 명상을 하는 듯한 조각과 벽화들이 발견되었기 때문입니다.

자연과의 연관성이 지금보다 훨씬 컸던 고대의 혹독한 환경에서 살아가려면 보다 섬세한 감각과 관찰력이 필요했을 것입니다. 자연과 대치하는 경험은 사람들에게 많은 깨달음을 주었습니다. 요가도 아마 그 흐름 속에서 배양되고 발전되었을 것입니다.

요가는 삶 그 자체입니다. 요가를 통하여 자신의 생명의 목소리에 귀를 기울임으로써 '생명'의 섬세한 정보를 감지하는 능력과 깨달음을 얻을 수 있습니다.

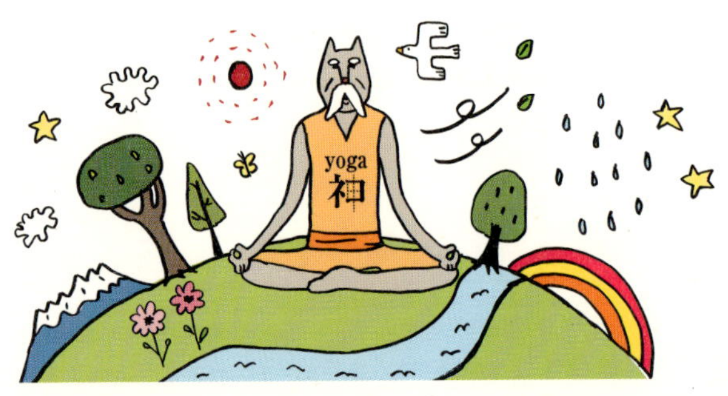

쿨 다운

COOL DOWN

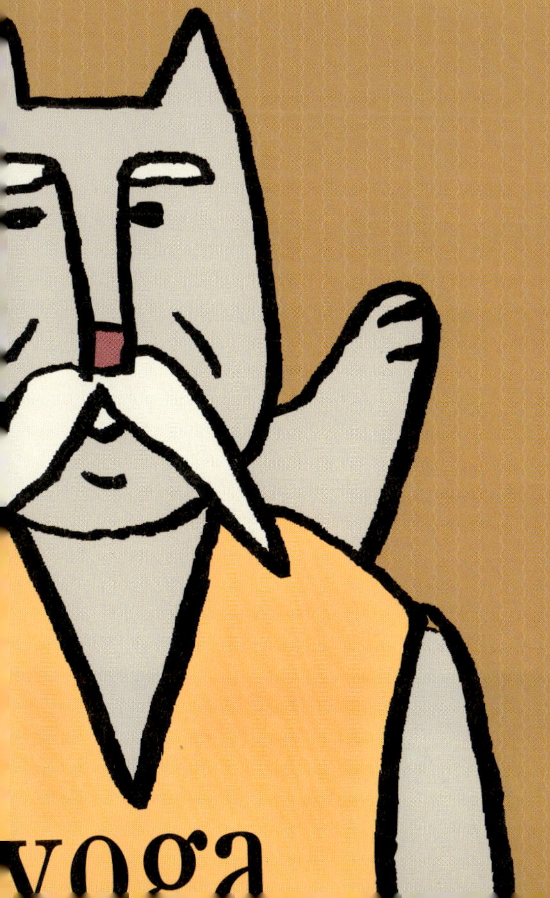

마음과 몸이 안정을 찾는 휴식 요가

궁극의 휴식

송장 자세

샤바아사나 Shavasana

요가에서 가장 중요한 자세 중의 하나입니다.

'휴식 자세' 또는 '평온 자세'라고도 불립니다. '샤바'는 '송장'이라는 의미입니다.

이 자세는 몸을 대지에 맡기고 편안하게 휴식을 취하게 함으로써

심신을 중립적인 상태로 만들어 줍니다. 이는 신체에서 의식이 벗어나는 듯한 감각입니다.

다른 자세들을 실시하는 사이사이에 실시해서

자극 받은 몸의 긴장을 완화시키고 기혈의 흐름을 촉진시켜 줍니다.

1. 편안하게 눕는다.

2. 팔다리를 가장 기분 좋게 느껴지는 폭으로 벌린다. 일반적인 기준으로는, 두 다리는 허리의 폭보다 약간 넓게 벌리고 두 팔은 자연스럽게 뻗는다. 손바닥은 위를 향한다.

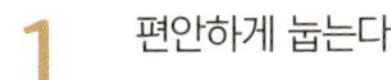

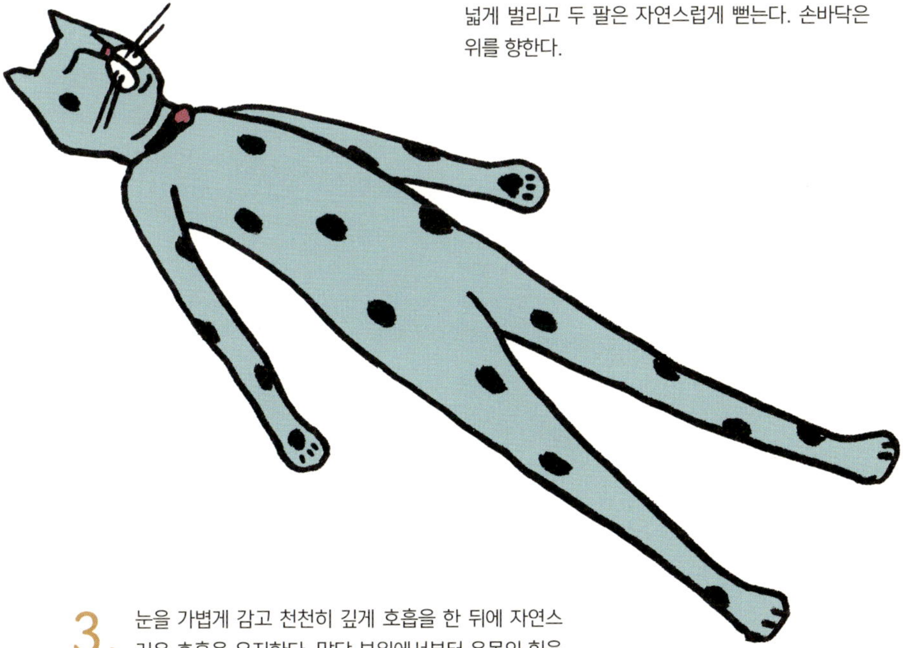

3. 눈을 가볍게 감고 천천히 깊게 호흡을 한 뒤에 자연스러운 호흡을 유지한다. 말단 부위에서부터 온몸의 힘을 뺀다. 얼굴의 힘, 미간의 힘도 빼고 이마를 넓힌다는 이미지를 그리면서 기분 좋게 호흡을 되풀이한다.

4. 숨을 내쉴 때마다 온몸의 힘이 빠져나가면서 신체가 대지에 녹아든다는 의식만 존재하는 상태로 접어든다.

몸과 마음을 연결하는
명상

명상으로 의식을 특정 대상에 집중하는 과정을 통하여 잡념이 제거되고 몸과 마음의 안정을 얻을 수 있습니다. 명상을 할 때에 호흡의 역할은 매우 중요합니다. 호흡을 통하여 몸과 마음에 에너지를 순환시키면 안정된 상태로 명상에 들어갈 수 있습니다.

앉아서 명상을 할 때는 안락 자세(10쪽)를 권합니다. 천골을 세우고 척추를 곧게 펴 등의 근육을 늘인 상태에서 두 손은 무릎 위에 놓고 엄지손가락과 집게손가락으로 고리를 만듭니다. 그대로 천천히 자연스럽게 호흡을 하면서 '지금', '이곳에 있는 자신'에게 의식을 집중합니다. 그리고 자연체로서의 자신을 깊이 느끼기 위해 지그시 눈을 감고 귀를 기울여 봅니다.

명상이 깊어지면 정신이 안정되고 호흡의 리듬도 길어집니다. '호흡'에 집중하면 의식이 자연계에 개방되면서 온몸으로 전체성, 일체감을 느낄 수 있습니다. 잡념 때문에 흐트러져 있던 의식이 안정된 상태, 보다 상쾌한 상태, 텅 빈 상태가 되는 것입니다. 그때 얻을 수 있는 감각은 인간 본래의 토대가 되는, 보다 섬세하고 중간적인 의식 상태라고 말할 수 있습니다.

하루를 마무리하는 시간이나 스트레스를 느꼈을 때, 마음에 드는 시간에 마음에 드는 장소에서 실시하면 됩니다. '명상은 이런 것'이라는 사고에 얽매이지 말고 자신에게 맞는 자연체를 심화시킬 수 있는 방법으로 시도해 보십시오.

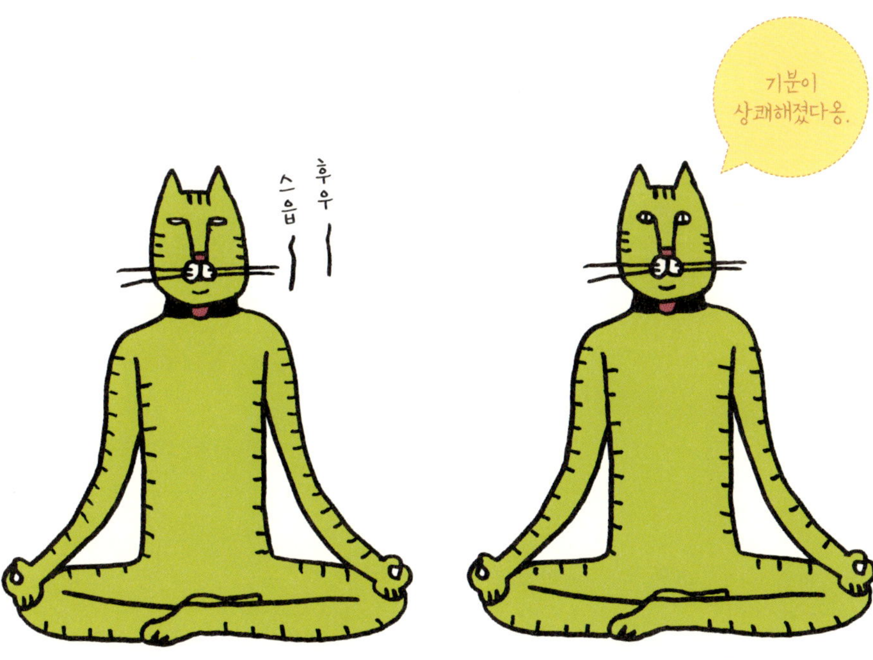
후우—
스읍—
기분이
상쾌해졌다옹.

마무리를 대신해서-고양이들의 좌담회

여러분, 안녕하세옹!

끝까지 읽어 주셔서 감사드려옹!

요가 신도 늙은 몸으로 요가를 지도해 주셔서 감사드려옹.

늙긴! 아직 젊다고! 그건 그렇고 뚱보가 되려던 먹보 고양이, 손발이 차가운 소심 고양이, 잔뜩 긴장하던 불안 고양이 등등 정말 문제아들뿐이어서 힘들기는 했다옹.

사실이긴 하지만 좀 노골적이네옹.(속닥속닥)

그래도 허약 고양이에 대해서는 나쁘게 말하지 않는데옹.

허약 고양이는 오랜 세월 동안 함께 살아오신 할머니와 닮았대옹.

에헴! 에헴! 차를 잘못 마셨나, 다들 왜 이러느냥!
그, 그런 이야기는 그만하고 요가 이야기나 하자옹!

그래옹!

여러분, 요가를 시작한 뒤에 변화가 있나옹?

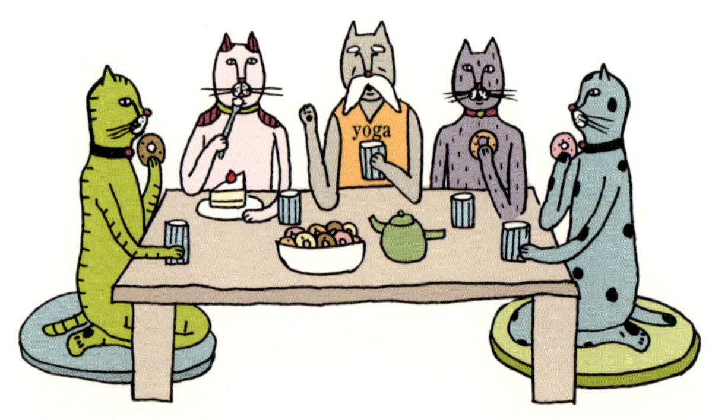

🐱 저는 하반신의 부종이 사라지고 다리와 허리가 튼튼해졌다옹!
또 전보다 의욕이 생기고 체중도 약간 줄었지옹!

🐱 이제는 밤에 잠도 잘 자고 불안증도 과거에 비하면 절반 정도로 줄었지옹.

🐱 저는 차가운 체질이 개선되었지옹. 긴장을 하는 습관도 약간 극복된 것 같고.
달콤한 음식은 지금도 좋아하지만 설탕의 종류를 꼼꼼하게 선택하고 있다옹.

🐱 설탕의 종류를 선택한다니, 역시 여성적이네옹!

🐱 으흠! 모두 상당히 개선이 된 것 같군. 그런데 허약 고양이는 어떠냐옹?

🐱 덕분에 체력이 좀 붙었고 신진대사가 좋아져서 털에 윤기도 있지옹.
감사해옹, 요가 신!

🐱 오호, 그렇군. 다행이에옹.
그럼 마지막으로 모두 함께 요가 자세를 취하는 것으로 마무리해옹!

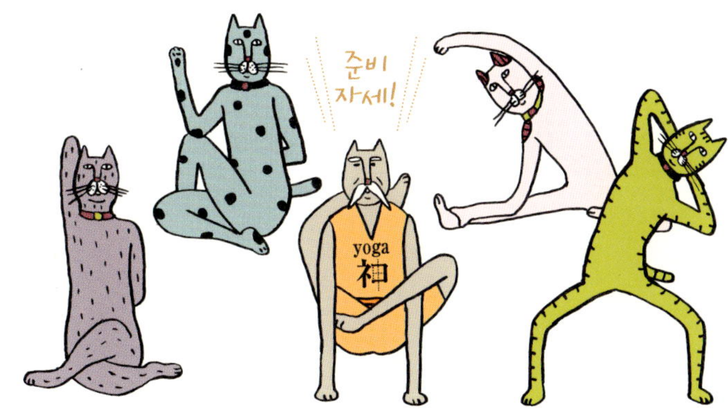

여러분도 보다 즐거운 요가 라이프를 보내세옹~♪

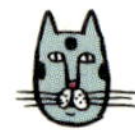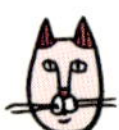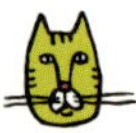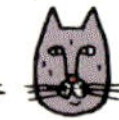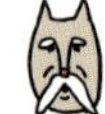

냥이에게 배우는
안방 요가

초판 1쇄 인쇄 2016년 5월 23일
초판 1쇄 발행 2016년 5월 27일

감수 | 후카보리 마유미
그림 | 사이쇼 아야코
옮김 | 이정환
펴낸이 | 한순 이희섭
펴낸곳 | ㈜도서출판 나무생각
편집 | 양미애 양예주
디자인 | 오은영
마케팅 | 박용상 이재석
출판등록 | 1999년 8월 19일 제1999-000112호
주소 | 서울특별시 마포구 월드컵로 70-4(서교동) 1F
전화 | 02) 334-3339, 3308, 3361
팩스 | 02) 334-3318
이메일 | tree3339@hanmail.net
홈페이지 | www.namubook.co.kr
트위터 ID | @namubook

ISBN 979-11-86688-46-5 13510

값은 뒤표지에 있습니다.
잘못된 책은 바꿔 드립니다.

국립중앙도서관 출판예정도서목록(CIP)

냥이에게 배우는 안방 요가 / 감수: 후카보리 마유미 ; 그림
: 사이쇼 아야코 ; 옮긴이: 이정환. -- 서울 : 나무생각, 20
16
    p. ;   cm

원표제: ネコヨガ
원저자명: 深堀真由美, 最所綾子
일본어 원작을 한국어로 번역
ISBN 979-11-86688-46-5 13510 : ₩11800

요가[yoga]

512.57-KDC6
613.7046-DDC23   CIP2016011648